中医药文化与生活丛书

张立祥　王振国　主　审
宋咏梅　刘更生　总主编

U1001975

# 明堂知要

## 穴位与健康

张永臣　贾红玲　张学成
卢承顶　陈锦澍
编著

山东科学技术出版社
·济南·

**图书在版编目（CIP）数据**
明堂知要 ：穴位与健康 / 张永臣等编著. -- 济南 ：山东科学技术出版社，2025. 3. -- (中医药文化与生活丛书 / 宋咏梅，刘更生总主编). -- ISBN 978-7-5723-2379-9
Ⅰ. R2-05
中国国家版本馆 CIP 数据核字第 2024RU9757 号

# 明堂知要
## ——穴位与健康

MINGTANG ZHIYAO
——XUEWEI YU JIANKANG

责任编辑：李文靖　张　琦
装帧设计：孙　佳

---

**主管单位：山东出版传媒股份有限公司**
**出 版 者：山东科学技术出版社**
地址：济南市市中区舜耕路 517 号
邮编：250003　电话：（0531）82098088
网址：www.lkj.com.cn
电子邮件：sdkj@sdcbcm.com
**发 行 者：山东科学技术出版社**
地址：济南市市中区舜耕路 517 号
邮编：250003　电话：（0531）82098067
**印 刷 者：山东联志智能印刷有限公司**
地址：山东省济南市历城区郭店街道相公庄村文化产业园 2 号厂房
邮编：250100　电话：（0531）88812798

---

**规格：**32 开（130 mm × 210 mm）
**印张：**6.25　　**字数：**92 千
**版次：**2025 年 3 月第 1 版　**印次：**2025 年 3 月第 1 次印刷
**定价：**45.00 元

传承弘扬中医药文化
倡树美德健康新生活

PREFACE

# 丛书前言

中医学是中华民族的伟大创造，是中华民族生命智慧的结晶，是中华民族带给全人类的珍贵文化财富。

中医药文化历史悠久，起源于远古先民的生产生活实践，贯穿了中华文明全过程，书写了中华文明独特的历史篇章。回顾中医药文化的前世今生，不仅能够了解中医药文化的价值追求、基本理念、理论基础，还能够感受中华民族宽广深厚的人文情怀，了解中医药与中华优秀传统文化一脉相承的整体性。

中医药植根于中华文化沃土，汲取了儒释道等传统文化的思想精髓，确立了“医乃仁术”的价值取向，建立了以“脏腑经络”为核心的理论体系。中医药理论是中医学对人与自然、健康与疾病等生命现象及其调控规律与法则的理性认识，是中华民族独特自然观、生命观、疾病观和方法论的集中体现。

中医药文化还蕴含着做人做事的丰富哲理，无论是“大医精诚”的医德观念，道法自然、取象比类的思维方式，执两用中、阴阳和合的基本法则，还是天人合一、形神一体的系统观念，都体现了中华民族在长期生活中积累的世界观、社会观、人生观。弘扬中医药文化能够让人们在潜移默化中感受中华文明的哲学智慧和人文精神，有利于更好涵养群众道德品行，培育时代新风新貌，汇聚向上向善力量。

中医学来源于鲜活的日常生活，从古到今，中医学的理论与方法渗透在百姓日常生活的方方面面，交织在衣食住行的各个环节之中。食饮有节、起居有常、动静相宜、精神内守等养生理念在守护广大群众身心健康中发挥了重要作用。祖祖辈辈的中国人，大多都具备一些常见病证的简易处置方法相关知识，随时取用，方便易行，对维护生命健康发挥了很大作用。如今中医学虽然是专门之学，但人人应学应会，人人能学能用。随着生活水平的提高，人民群众越来越关注中医药文化。因此，大力弘扬中医药文化，传播推广科学、健康的生活理念，有利于满足群众日益增长的中医药文化需求，培养美德健康的生活方式。

党的十八大以来，党和国家十分重视中医药文化传承与传播工作。《中共中央国务院关于促进中医药传承创新发展的意见》明确指出，传承发展中医药文化是弘扬中华优秀传统文化、推动中医药传承创新发展的实践需要。《“十四五”中医药发展规划》提出要实施中医药文化传播行动，要对中医药文化内涵理念进行时代化、大众化、创新性的阐释，必须将其融入人们的日常生活，提高居民健康素养水平，普及中医药文化及养生保健知识，让中医药文化绽放时代光芒。

山东省是孔孟之乡，是中华优秀传统文化的重要发祥地，有着深厚的中医药文化底蕴，理应在传承弘扬中医药文化上走在前、挑大梁。为此，山东中医药大学在山东省委宣传部和山东省卫生健康委员会（山东省中医药管理局）的指导下，组织专家团队编写了“中医药文化与生活丛书”，旨在为读者提供一套贴近日常生活，富有时代特色，“读得懂，用得上”的中医药文化读本。

本丛书编写坚持以日常生活为中心，推动中医药知识传播普及、养生智慧和健康理念融入群众生活，让更多的人懂中医、信中医、用中医。本丛书共分为7个专题，每一专题单独成册，包括：

《岐黄春秋——中国医史揽胜》

《生生之道——中医理论概要》

《本草延年——中药与健康》

《谨和五味——饮食与健康》

《明堂知要——穴位与健康》

《动静相宜——导引与健康》

《精神内守——情志与健康》

我们希望从不同主题叙述传播中医药文化的基本知识，结合日常生活，讲述大众比较关心的中医药相关知识，全面立体地展现中医药文化的魅力与价值。在编写过程中，力求突出中医药的文化内涵、方法的简便实用、文字的通俗易懂。

为适应读者阅读需求，打破教科书章节子目的编排方式，每章之下设置专题，分类叙述相关知识。文字表述尽量避免生僻难懂的专业术语，以叙述性文字为主，非必要不引用古籍原文，做到通俗、易懂、生动；适当配备相关插图，努力做到图文相辅。希望本丛书能够为读者了解中医药文化、增进健康、幸福生活贡献一份力量。

新时代新征程，我们将深入学习贯彻习近平文化思想，贯彻落实习近平总书记关于中医药工作的重要论述，深入挖掘齐鲁中医药文化资源，传承精华、守正创新，不断推动中医药文化创造性转化、创新性发展，让中医药更好造福人民。

编写组

2024 年 12 月

# 前言

PREFACE

针灸作为中医学诊疗疾病的方法之一，有着器具简单、操作方便、疗效快而确切的特点，在疾病防治方面发挥着重要作用，蕴含着中华民族几千年来丰富的诊疗技术和文化精髓。2010年11月16日，“中医针灸”通过联合国教科文组织保护非物质文化遗产政府间委员会审议，列入“人类非物质文化遗产代表作名录”，这标志着针灸得到了国际社会的广泛认同，屹立于世界医学之林。针灸诊疗技术的传承和保护，针灸疗法的发展与传播，对于造福人类健康具有非常重要的意义。随着物质生活水平的提高，精神愉悦、体魄强健已经成为人们身心健康的目标。《黄帝内经》指出“圣人不治已病治未病，不治已乱治未乱”，在“治未病”方面，针灸自古至今发挥着独特的优势。因此，当下特别需要针灸科普读物，让人们更好地认识针灸，了解针灸是如何防病、治病的。

在日常生活和工作中，人们认识针灸多从穴位开始，常能听到人中（水沟）、大椎、内关、足三里等穴位名称，知道这些穴位能用来急救或保健。明堂是古代统治者用作朝会诸侯、发布政令和大享祭天的地方。《黄帝内经》中的“明堂”可指望诊的部位，即“明堂者，鼻也”；也可指建筑，是黄帝君臣问对的场所。后世医家将标明人体经络、穴位的图称为“明堂图”或“明堂孔穴图”。唐代孙思邈绘制了彩色“明堂三人图”，这是较早的彩色针灸可视化图谱；宋代王惟一编著《铜人腧穴针灸图经》，铸成立体经脉、穴位铜人模型，后世称为“天圣铜人”，且绘制了经脉、穴位图，并刻文于石碑之上，以利于推广和普及针灸知识。2017年，我国将新铸针灸铜人模型赠予世界卫生组织。本书简要讲述了穴位的相关知识，故命名为《明堂知要——穴位与健康》。

本书分为四部分。第一部分为穴位篇，讲述穴位的起源与发展，介绍骨度分寸法、体表标志法、同身寸法和简便取穴法4种常用的取穴、定位方法。古人善假于物，将人文知识、自然常理赋予穴名之中，穴名中有日月星辰、山谷丘陵、溪泽泉海、庭院建筑和动物植物。人体穴位有三百余个，难以记忆和应用，故而分为经穴、奇穴、阿是穴三大类以提纲挈领，再分以五输穴、背俞穴和募穴等特定穴。第二部分为经络篇，岁有十二月，地有十二经水，人有十二经脉，十二经脉有其命名、分布与属络关系，也有其循行、走向、衔接与流注规律，并与十二时辰相对应。另有冲脉、任脉、督脉和带脉，也有阳维、阴维脉和阳跷、阴跷脉，皆不同于十二经脉，而曰“奇经八脉”。十二经脉犹沟渠，奇经八脉如湖泽，沟渠满溢，流于深湖，二者均有其经脉循行和所主病症。经脉有十二，络有十五，十五络脉加强了十二经脉表里两经的联系，也沟通了躯干前面、后面和侧面的经气。人体经络有着联络脏腑、濡养筋脉和指导诊疗的功能，人体四海与养生密切相关。第三部分为操作篇，帮助人们认识古代九针的形状与作用，现代毫针的构造与规格。针刺的第一步是进针，有单手进针法和双手进针法，双手进针法又有指切进针法、提捏进针法、夹持进针法和舒张进针法。行针的基本手法有提插法、捻转法，单式补泻法介绍提插补泻法、捻转补泻法，复式补泻法介绍“烧山火”和“透天凉”。此外，还介绍了艾灸法、刺血法、拔罐法和药物贴敷法。第四部分为治疗篇，以病案为例，讲述37个穴位的名称含义、定位、取法、操作方法及其所治疗的病症，每一穴位各有特性，如醒脑苏厥治疗晕厥的人中（水沟），开窍通鼻治疗鼻塞、流涕的迎香，清热退热治疗发热的大椎等，这些穴位分布于头面、四肢和躯干部，许多穴位读者按图即能找到，能够满足人们的家庭养生保健需要。

本书力求将穴位的相关知识点讲清楚、说明白，在写作上力求语句简洁通俗，将人们难以理解的古今医学术语转为易懂、易记的文字，选择简便易行的针灸操作方法，配以相关图片，便于人们在生活中应用穴位，以达到防治疾病、养生保健的目的。

参与本书的全体人员各负其责，通力合作，以李柏为模特拍摄照片，张家贤精制图片，图文并茂。希望本书对针灸知识普及、读者身心健康有所裨益。但由于水平所限，不足、错误之处敬请批评、指正，在此致以诚挚谢意！

编著者

2024年10月

CONTENTS

# 目录

## 明堂孔穴 / 01

## 经者，径也 / 02

## 针灸治要 03

# 一穴除疾 04

# 01

# 明堂孔穴

明堂，是古代统治者用作朝会诸侯、发布政令和大享祭天的地方，《逸周书·明堂解》中有西周初年周天子在明堂行礼的记载。明堂上通天象，下统万物，是体现“天人合一”的神圣之地。

《素问·五运行大论》说：“黄帝坐明堂，始正天纲，临观八极，考建五常。”此处的“明堂”是指建筑，是黄帝君臣问对的场所。此外《黄帝内经》中的“明堂”还有另外一种含义，是指望诊的部位，即《灵枢·五色》所说的“明堂者，鼻也”。由此可见，《黄帝内经》中“明堂”一词的用法已经有了“身物同名”的现象，这显然是“人与天地相参”思想的生动体现。

黄帝坐明堂与雷公问对，从而建立了经络血脉理论，因此后世医家将标明人体经络、穴位的图称为“明堂图”或“明堂孔穴图”。1990年，在我国敦煌出土了针灸腧穴文献残页，经相关专家考证是《黄帝明堂经》的古传本，其中“针灸明堂图”保存较为完整，在头面的正上方有“明堂”二字，这显示“明堂”与穴位图相对应。

历史上比较著名的明堂图有唐代医家孙思邈《备急千金要方》中绘制的彩色“明堂三人图”，这是较早的彩色针灸可视化图谱，可惜原图久佚，仅存文字。宋代针灸学家王惟一于天圣四年（1026年）编成了针灸专著《铜人腧穴针灸图经》，绘制经脉、穴位图，并刻文于石碑之上。此后，各代医家都非常重视针灸图谱的作用。

此外，古代医家还有一个伟大创举，即依据明堂图的记载，做成直观化、立体化的经脉、穴位铜铸人体模型，就是大家所说的针灸铜人。宋代天圣五年（1027年）冬，王惟一铸成立体铜人腧穴模型两座，体内脏腑无一不具，称为“天圣铜人”，一座放于医官院，一座与《铜人腧穴针灸图经》碑石同放于大相国寺的仁济殿。铜人为男子裸身像，用于教学和考试。考试时，铜人外涂黄蜡，内注水银，如刺准穴位，水银便流出。明英宗下诏仿铸宋代铜人，于正统八年（1443年）铸成，称为“正统铜人”。高武于明代嘉靖二十五年（1546年）自铸针灸铜人模型三具，男、女和童子各一具，称为“嘉靖铜人”。清代光绪三十年（1904年），仿宋新铸一针灸铜人，称为“光绪铜人”。在其他国家，如日本、韩国，也有铜人模型。2017年，我国将新铸针灸铜人赠予世界卫生组织。

人与天地相应，定穴以痛为腧，取穴以骨为准；穴名中有“日月星辰”“山谷丘陵”“溪泽泉海”，透过穴位得以观照人体状态。人体穴位分为经穴、奇穴和阿是穴三类，又有五输穴、背俞穴和募穴等特定穴。

本章主要介绍穴位的基本知识。

## 天有日月，人有两目

“天有日月，人有两目”，这句话出自《灵枢·邪客》，原文记录了黄帝与伯高的一段对话。伯高是一位精通经脉医学的大臣，黄帝经常向他讨教与生命相关的问题。这天，黄帝问伯高，人的身体与天地是如何相应的？伯高回答说：“天圆地方，人头圆、足方以应之；天有日月，人有两目；地有九州，人有九窍；天有风雨，人有喜怒；天有雷电，人有音声；天有四时，人有四肢；天有五音，人有五脏；天有六律，人有六腑……岁有三百六十五日，人有三百六十五节……地有十二经水，人有十二经脉；地有泉脉，人有卫气；地有草蓂，人有毫毛；天有昼夜，人有卧起；天有列星，人有牙齿；地有小山，人有小节；地有山石，人有高骨；地有林木，人有募筋。”这段话运用了比喻的手法，阐述了中国古代的宇宙观与生命观，强调了人与自然密切相应之理。

中国传统文化认为，天地万物同源于一气，一气分阴阳，清阳为天，浊阴为地。天气下降，地气上升，天地之气交感而化生万物（包括人）。万物源于气，也是气的载体。天地万物不仅具有相同的来源，还具有相似的结构与运动节律。《素问·宝命全形论》说“人以天地之气生，四时之法成”，因而人与天地自然既同源，亦具有相似的结构。以上伯高的话就是在讲“天人同构”的生命观。

“人身小宇宙，宇宙大人身”，中医学认为天、人在物质构成、情感表达方面是相类相通的，整个自然界的物、境、相并行不悖、和合统一。因为天人同源、同构、同节律，所以通过体察天地阴阳的规律可以通晓人体生命的奥秘。这就是《黄帝内经》所倡导的“法天则地”，亦称为“援物比类”“别异比类”的方法论。

人在天地之间，人与天地相应，这在人的生命活动中也处处得以体现。人与自然一样，“春生”“夏长”“秋收”“冬藏”，故人要顺四时而适寒暑。天人同构的另一方面，即人体自身也协调统一，既要有健康的形体，也要有愉悦的精神，即形神兼备。人体在外的皮肤、肌肉、筋骨，以及在内的脏腑、经络均正常运行，方能显示人自然、飘逸和饱满的精神之美、内蕴之美。

人与自然和谐共生，人的健康与社会密切相关，天、人、地（包括气候、地理、体质、情志、饮食、劳逸、起居环境）诸因素，均影响着人体的阴阳平衡。人体依靠自身的调节功能，维持“阴平阳秘”的状态，一旦自然界的风、寒、暑、湿、燥、火侵入人体，或饮食失宜、情志失调，或外力作用于人体，蚊虫等叮咬人体，这种平衡状态遭到破坏，疾病也就此产生。

天地之气交融为人类生命活动创造了条件和环境，自然界的变化时刻影响着人体，人与自然是生命共同体。人只有掌握了自然规律，才能维持正常的生命活动。平时注重养生保健，饮食均衡而有节制，顺应四时而适寒热，调畅情志而安居处，生活规律而常运动，真气内存，精神内守，方能达到身体健康、精神愉悦、延年益寿的目的。

## 以痛为腧

2012年，成都地铁三号线天回镇片区施工时，现场突然发现了古墓葬，相关部门立即上报了文物部门，随后考古专家介入，对此进行了抢救性挖掘，并用当地的俗称将其命名为“老官山汉墓”。此次发掘创下了多个考古界的“首次”，并且填补了多项空白。在本次出土的文物中，有五十余件木牍、九百二十余支竹简及人体经穴髹漆木俑与我国古代医学有关，医学文物包括巫术类木牍、医学类竹简和经穴人体模型三类，有力地说明了中国古代医学的起源和类型。最令针灸学者兴奋的是一尊经穴髹漆人像，据专家考证，它是我国迄今发现的最早、最完整的人体经穴医学模型。

经穴髹漆人像保存完整，制作精致，令人拍案惊奇。其高约14 cm，五官、肢体刻画准确，头与肢体结构比例协调，不同部位还有线刻小字，木胎髹漆身上有阴刻的“白线”和朱漆描绘的“红线”，代表着经脉循行的线路。此外，还有百余处清晰可见的点及凹穴，正是我们今天所说的“穴位”。这尊精美绝伦的经穴人体医学模型的问世，充分表明早在两千多年前古人就已经对经脉、穴位有了相对清晰、系统的认识。

面对这个来自两千多年前的“惊喜大礼包”，人们不禁发问，古人是如何发现穴位的呢？关于这个问题，目前较为普遍的说法是，在原始社会，人们在生活、生产中难免发生创伤痛、筋肉痛、腹部胀满疼痛或胸闷等不适感，这时就会自觉或不自觉地用手、石块（砭石）按压痛处，或将疼痛、不适部位抵于某物处按压，或用火熏烤一定部位，以此缓解疼痛和不适。当身体再次出现疼痛不适时，人们由原来的不自主行为转化为主动行为，即通过用手主动叩敲、捶打、按压，或砭刺、砭按、熏烤一些部位来缓解、祛除病痛。斗转星移，日积月累，这些被刺激的部位逐渐固定和增多，这便是穴位的雏形。

西汉时期《黄帝内经》成书，《灵枢·经筋》提出了“以痛为腧”的取穴原则与方法。对于一些病症，特别是寒性疼痛，可以在病痛局部或压痛点用火针治疗。唐代孙思邈在《备急千金要方》中将压痛点命名为“阿是穴”。

在历史传承与发展的过程中，“以痛为腧”所涉及的穴位虽然没有固定的名称和位置，但已经成为能通过按压手法而寻找到的、特定的治疗点，医者可以对此点施以砭刺出血、针刺、火针、推拿和艾灸，这是腧穴理论形成的基础。

通过以上梳理与分析，我们对古人如何认识穴位，并通过寻找压痛点确定穴位有了基本的了解。在现代针灸理论体系中，人们积累了大量的医学知识和临床实践经验，对穴位的认知和理解逐步深入。穴位，又称为“穴”“气穴”“孔穴”“穴道”，最常见的称谓是“腧穴”。腧，有转输、输注和灌注之义；穴，有空隙、孔隙和洞隧之义。因此，使用“腧穴”这一名称更能突出穴位在人体气血转输、灌注过程中的重要性。

如今，尽管腧穴理论在不断发展，但“以痛为腧”的取穴法仍被作为常用方法而广为应用，为疾病治疗带来便捷。人们在日常生活中会用按揉穴位的方法来缓解或祛除不适，如出现胃痛时，会按揉足三里穴；出现牙痛时，会按揉合谷穴；出现鼻塞时，会按揉迎香穴。足三里、合谷和迎香均是常用的穴位。以上应用方法亦是对古人“以痛为腧”取穴法的延续，体现了中医学知识与经验“古为今用”的特点。

在“以痛为腧”取穴法基础上发展而来的阿是穴，在现代经络腧穴理论中已然成为与十四经穴及奇穴平行的类穴。穴位是劳动人民在长期的医疗、生活实践中逐渐发现和积累起来的，这经历了一个漫长的过程，由无定位到有定位，由无名到定名，由定名、定位到归经、分类，腧穴理论的框架在此过程中也逐渐形成并完善。

## 以骨为准，取准穴位

早在两千多年以前，我们的祖先就已经知道人体有许多特殊的点，这些点就是穴位，中医可以通过针刺、艾灸或者推拿、点按、刮痧刺激相应的穴位治疗疾病。大部分穴位在人体经络上，但也有部分并不在经络上，对其刺激亦可产生疗效。

古人对穴位的认识与运用经历了漫长的过程，对穴位的精准定位是在实践中不断探索，又经过反复验证而最终确立下来的。

对穴位的最初定位是“以痛为腧”，在病痛或其相关部位触摸、按压，寻找明显的压痛点或按压后病痛减轻之处，这是最简单、有效的取穴方法。随着医疗实践经验不断积累，逐渐形成了根据人体的固定标志定穴位的方法，即利用发际、爪甲、耳、目、口、鼻、乳头、肚脐，以及骨节凸起、筋肉凹陷与隆起处等固定标志来取穴。临床上的取穴方法可分为 4 种，即简便取穴法、手指比量法、体表标志法和骨度分寸法，为了准确取穴，可以将这些方法结合应用。

简便取穴法，简便易行。如取治疗咳嗽、戒烟的列缺穴时，以两手虎口自然平直交叉，食指尖端即是。取治疗心慌、盗汗、烦躁、失眠的劳宫穴时，微握拳，中指的指尖切压掌心处即是。取治疗心悸、失眠、小指挛痛、舌尖红、口疮的少府穴时，仰掌，微握拳，除拇指外，其余四指轻压掌心，小指尖端处即是。取治疗牙痛、鼻塞、流涕、甲状腺结节的合谷穴时，以一手的拇指指间关节横纹压在另一手拇指、食指间的指蹼缘上，屈拇指，当拇指尖尽处即是。取治疗皮肤瘙痒、荨麻疹的风市穴时，站立位，两肩水平，两手下垂，在大腿外侧正中线上，当中指尖端处即是。取治疗腮腺炎、牙龈炎的角孙穴时，平耳尖，直上入发际处；或耳尖直上发际处，以手按之，口开合时牵动处即是。

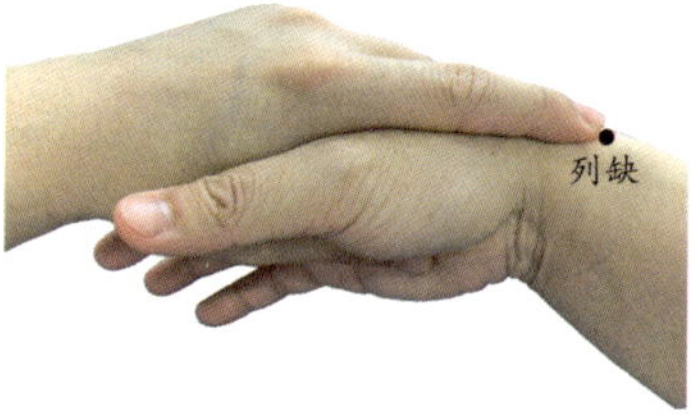

列缺

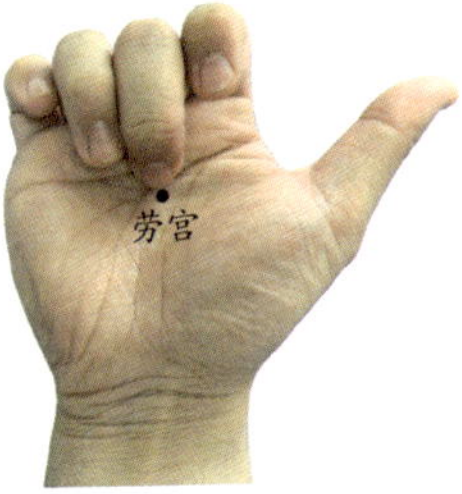

劳宫

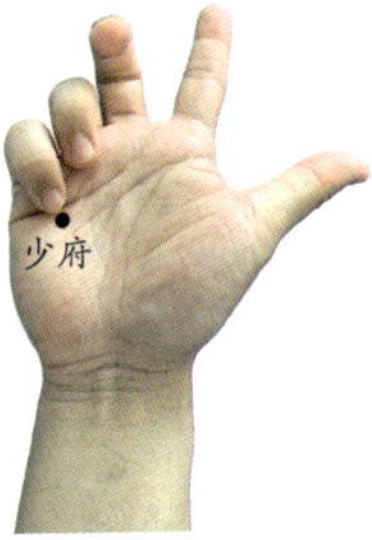

少府

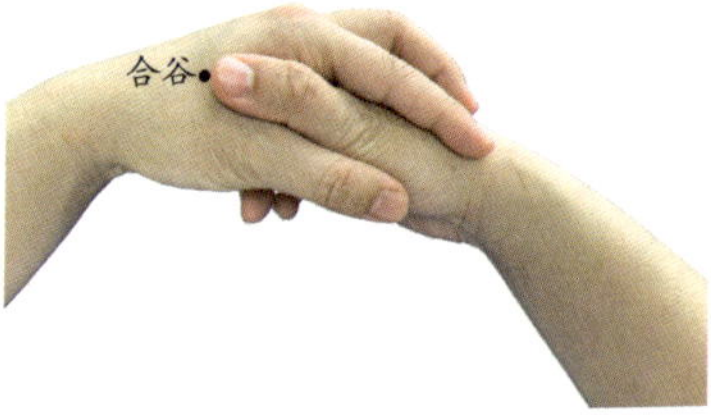

合谷

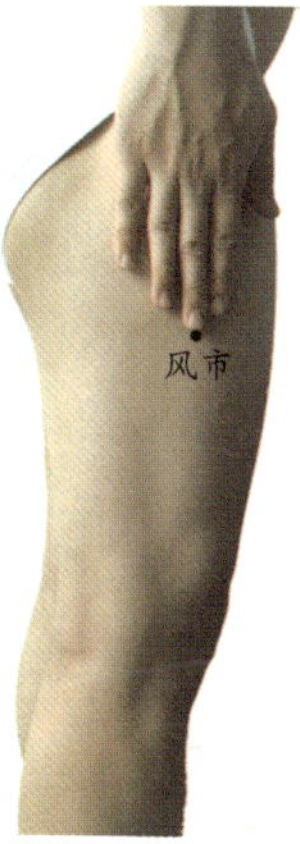


风市

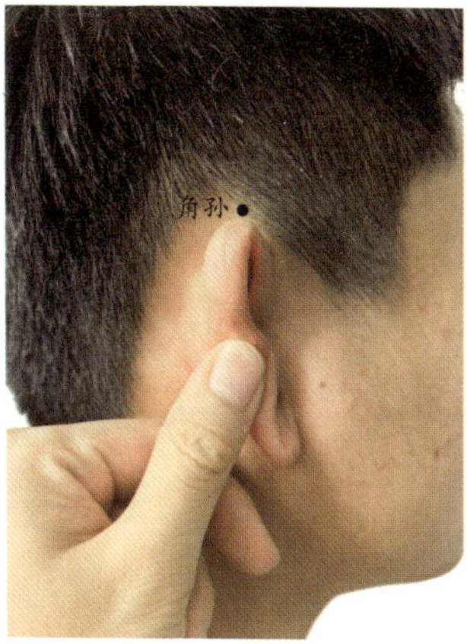


角孙

手指比量法，是依据手指的分寸来取穴的一种方法，有取穴便捷的特点。自晋代起便开始应用此法，如葛洪的《肘后备急方》中即有记载。要想理解、掌握好这种方法，必须了解针灸学的一个专有名词——同身寸，这是针灸取穴比量法的术语，是指以手指的某些部位折定分寸，作为量取穴位的长度单位，主要有拇指同身寸、中指同身寸和横指同身寸 3 种。拇指同身寸是以拇指指间关节的宽度作为 1 寸，用于四肢部的取穴。中指同身寸是以中指中节内侧两端横纹间的长度作为 1 寸，用于四肢部和背部的取穴。横指同身寸是将食指、中指、无名指和小指并拢，以横穿中指中节横纹的宽度为 3 寸，用于下肢的取穴。如足三里在外膝眼（犊鼻）下3寸，取穴时用横指同身寸法。

体表标志法可分为固定标志法和活动标志法。固定标志法，指依据人体的发际、爪甲、耳、目、口、鼻、乳头、肚脐，以及由骨节、筋肉形成的凹陷和隆起取穴的方法。如鼻唇沟平鼻翼下缘取迎香，两乳中点取膻中，肚脐取神阙。活动标志法，是利

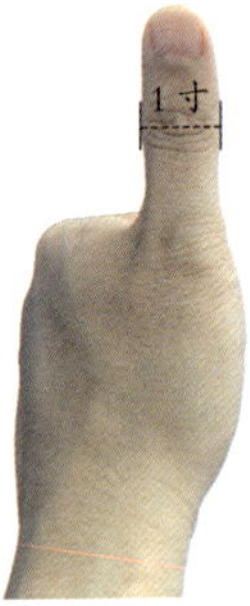

拇指同身寸

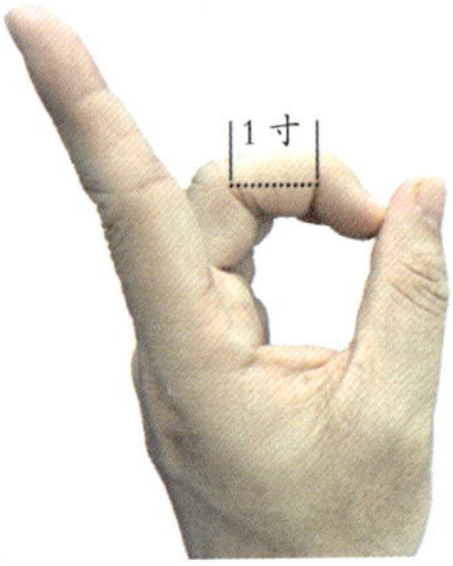

中指同身寸

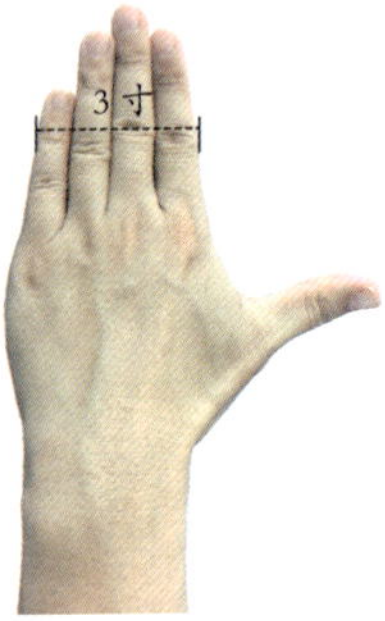

横指同身寸

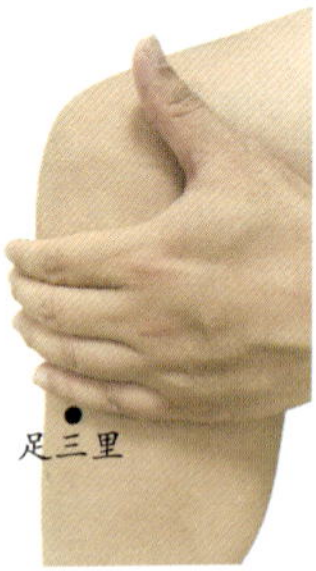

足三里

用关节、筋肉、皮肤随活动而出现的凹陷、隆起、纹头作为标志取穴的方法。如咬牙时，面部咬肌隆起处为颊车；上肢外展，肩关节会出现 2 个凹陷，前面的凹陷为肩髃，后面的凹陷为肩髎。

骨度分寸法，是以骨节为标志，将二者之间定一尺寸，按比例折算成等份，每等份为 1 寸，用以取穴的方法。如腕掌侧远端横纹至肘横纹为 12 寸，腕掌侧远端横纹正中上 2 寸即为内关穴。常用骨度分寸见表 1-1。

表 1-1　常用骨度分寸

| 部位 | 起止点 | 折量寸 | 说明 |
| --- | --- | --- | --- |
| 头面部 | 前发际正中→后发际正中 | 12 寸 | 头部纵向尺寸 |
| | 两眉间→前发际正中 | 3 寸 | 前额纵向尺寸 |
| | 第七颈椎棘突下（大椎）→后发际正中 | 3 寸 | 颈部纵向尺寸 |
| | 两眉间→第七颈椎棘突下（大椎） | 18 寸 | 头颈部纵向尺寸 |
| | 两额角发际（头维）之间 | 9 寸 | 头前部横向尺寸 |
| | 耳后两乳突（完骨）之间 | 9 寸 | 颈部及头部横向尺寸 |

（续表）

| 部位 | 起止点 | 折量寸 | 说明 |
| --- | --- | --- | --- |
| 胸腹胁部 | 胸骨上窝（天突）→胸剑联合中点 | 9寸 | 胸部纵向尺寸 |
| | 胸剑联合中点→脐中 | 8寸 | 上腹部纵向尺寸 |
| | 脐中→耻骨联合上缘 | 5寸 | 下腹部纵向尺寸 |
| | 两乳头之间 | 8寸 | 胸部横向尺寸 |
| | 腋窝→第十一肋端 | 12寸 | 胁肋部纵向尺寸 |
| | 第十一肋端→股骨大转子 | 9寸 | 侧腹部纵向尺寸 |
| 背腰部 | 肩胛骨内侧缘→后正中线 | 3寸 | 背腰部横向尺寸 |
| | 肩峰缘→脊柱正中 | 8寸 | 肩背部横向尺寸 |
| 上肢部 | 腋前、后纹头→肘横纹 | 9寸 | 上臂部纵向尺寸 |
| | 肘横纹→腕掌（背）侧远端横纹 | 12寸 | 前臂部纵向尺寸 |
| 下肢部 | 耻骨联合上缘→股骨内上髁上缘 | 18寸 | 大腿前部及内侧部纵向尺寸 |
| | 胫骨内侧髁下缘→内踝尖 | 13寸 | 小腿内侧部纵向尺寸 |
| | 股骨大转子→腘横纹 | 19寸 | 大腿前外侧部纵向尺寸 |

（续表）

| 部位 | 起止点 | 折量寸 | 说明 |
|---|---|---|---|
| 下肢部 | 腘横纹→外踝尖 | 16寸 | 小腿外侧部及后侧部纵向尺寸 |
| | 臀横纹→腘横纹 | 14寸 | 大腿后部纵向尺寸 |
| | 内踝尖→足底 | 3寸 | 足内侧部纵向尺寸 |

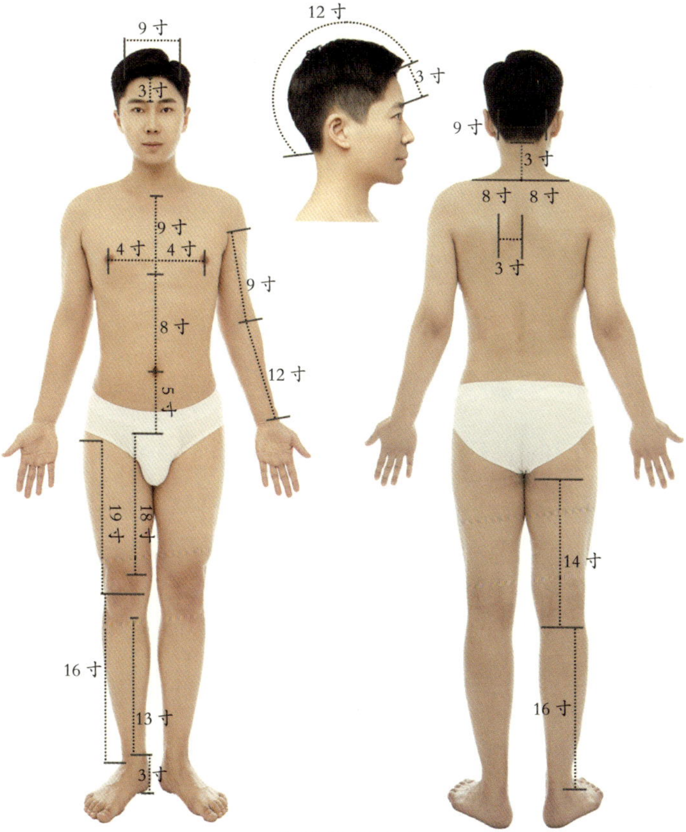


全身骨度分寸

## 穴位中的日月星辰

《说文解字》云："名，自命也，从口从夕；夕者，冥也。冥不相见，故以口自名。"古时候，天黑以后，遇人看不到对方，需要报名字方能知道对方是谁，人名是一种语言符号，命人或自命。人名体现了社会文化的发展，有着社会文化的烙印。同样，穴位名称也具有多方面的含义。唐代孙思邈所著《千金翼方》记载："凡诸孔穴，名不徒设，皆有深意。"清代程知的《医经理解》说："室、舍，言其所居也；门、户，言其所出入也；尊者为阙、堂，要会者为关、梁也。丘、陵，言其骨肉之高起者也。"了解穴位名称的含义，有助于熟悉、记忆穴位的定位、取法，也利于人们在日常生活中应用穴位预防疾病、保健延年。

古人以穴位所在部位、功用为基础，结合自然界现象如日月星辰、山川河流和动物、植物、建筑物的形象、结构，依据中医学"人与天地相参"的理论，采用取类比象的方法赋予穴位各具特色的名称。这蕴含着丰富的中医药文化气息，也是中医学身体观、疾病观和治疗观的集中体现。

人与自然相应，“法天则地”是中医学最基本的法则，这一点在穴位命名中亦有充分体现。天地间有日、月、星、辰，人体亦有穴位与之相应，如日月、上星、天枢、太白、太乙、璇玑、华盖等。

日月，在乳头直下，第七肋间隙中。“天有日月，人有两目”，用人之两目比拟日月。因此，日月穴擅长治疗目疾，如视物昏花、目胀、目干涩等。自然界中日有朝出夕落，东升西降，呈现出昼夜轮替之变化；月有圆有缺，初一为朔，十五满月为望。而且日月的朝夕朔望与潮汐涨落紧密相应，古人援物比类，联想到人体气血的运行亦有周期性节律，特别是女性的“月事”，按期而至如潮汐涨落。因此，日月穴还可用于治疗月经不调、闭经等疾病。

上星，位居前发际正中直上，入发际 1 寸。《说文解字》言：“万物之精，上为列星。”本穴位于头顶部，若星处天空，星光闪耀，故名上星。上星穴可以治疗前头痛和鼻塞、流涕、鼻出血，过敏性鼻炎多用之。

天枢，横平肚脐，前正中线旁开 2 寸。枢，借指天子之位，喻重要的地方。天枢，北斗七星的第一星，居其所而众星拱之。天枢穴在脐旁，与肚脐在同一水平线，线上为中焦，线下为下焦，穴下应横结肠，大肠为“传导之官”，上承已消化的水谷，吸收水分和部分营养物质，再将食物残渣传于体外，功能好似转枢之纽，故名天枢。天枢穴用以治疗便秘、泄泻。

太白，位居第一跖趾关节后赤白肉际凹陷处。五行应五星，五星是指人们用肉眼可观察到的五颗行星，分别称为岁星（木）、荧惑（火）、镇星或填星（土）、太白（金）、辰星（水）。其中，太白光耀夺目，为众星之最白者，属金。太，大也；足内侧皮肤较白，故取穴名为太白。太白穴在五输穴中属土，土能生金，中医学中的“培土生金”法即用健脾益气的方法治疗肺病。太白穴常用于治疗脾胃病之饮食减少、肚腹胀满，以及肺病之慢性咳喘、动则气喘。

太乙，位居肚脐上 2 寸，前正中线旁开 2 寸。在道教文化中，天上星座与人间官职一样，也分尊卑，天上最尊贵的星神是太乙，即天帝。太，大也；乙，本义为植物屈曲生长。本穴下应大肠、小肠，大肠、小肠弯曲而长，故名太乙。太乙穴常用于治疗胃病、心烦和痫证。

璇玑，位于胸部，当前正中线上，天突（胸骨上窝中央）下1寸。“璇玑”一词见于《尚书·舜典》，“在璇玑玉衡，以齐七政”。“璇玑玉衡”指北斗七星，第二星为璇，第三星为玑，璇玑含有天璇、天玑两星相合之义。观测天体位置的仪器名璇玑，又名浑天仪，该仪器转动灵活，利于观察。本穴位居胸腔上部，内应喉之圆润灵活转动，如斗运于天，故名璇玑。璇玑穴常用于治疗咽喉干燥、疼痛、肿胀不适。

华盖，位居前正中线上，横平第一肋间隙。在天文学中，华盖星是天空紫微垣的星官之一。华盖又是古代帝王、尊贵之人的车盖或所用的伞形遮蔽物，位置在上，与肺在诸脏腑之上相似，肺为五脏六腑之盖，故言“肺为华盖”。本穴位居胸部最上端，故名华盖。华盖穴常用于治疗哮喘、咳嗽。

紫宫，位居胸部，当前正中线上，横平第二肋间隙。星官三垣（紫微垣、太微垣、天市垣）中的紫微垣，又称紫微宫，是古代神话中天帝居住的地方，位于北天中央的位置，应于人间的王室朝廷。心为君主之官，又为五脏六腑之大主，本穴正当心位，故名紫宫。紫宫穴常用于治疗失眠、心慌、胸痛和胸闷。

## 穴位中的山谷丘陵

在穴位名称中，经常用“山”“陵”“丘”“墟”命名，这是因为穴位正好位于某些特殊体表标志如骨骼、筋肉凸起处或其附近，凸起较高者为山，大土山为墟、为陵，小土堆为丘。

承山，穴居小腿后正中，腓肠肌两肌腹与跟腱交角处，足大趾用力时出现“人”字形沟处。小腿肚筋肉丰厚凸起，犹如山之巅顶，本穴又居筋肉夹缝之中，似承山巅之势而下，故名承山。承山穴用于治疗食物中毒，饮食生冷后呕吐、泄泻，以及痔疮、大便出血、疝气、小腿肚转筋。

大陵，位居手掌面腕横纹中点。土堆处即如山，较大的土山曰陵。古代帝王安葬处多堆以大量的土，亦曰陵，如明代帝王葬于南京之孝陵卫，北京之十三陵。陵可喻以长眠之义，针刺本穴，有安神助眠之功，可治疗失眠。本穴在掌根凸起处附近，有陵之状，故名大陵。大陵穴常用于治疗失眠、心慌、喘咳和胸胁疼痛。此外，阴陵泉、阳陵泉，位居膝关节内侧之胫骨、外侧之腓骨上端高起之下凹陷处，也以“陵”字命名。外陵，位居上腹部，腹部用力，可见肌肉隆起，故名外陵。

商丘，位居内踝前下方凹陷中，当舟骨粗隆与内踝尖连线的中点。商，五音属于金音，金性肃杀。丘，土高起处，小土堆。本穴在内踝前下方凹陷处，内踝关节高起喻为丘，故名商丘。商丘穴常用于治疗腹胀、泄泻、便秘、黄疸、踝关节扭伤、踝阵挛和足下垂。

梁丘，位居髌底上 2 寸，股外侧肌与股直肌肌腱之间。筋犹小丘，故名梁丘。梁丘穴常用于治疗膝肿痛（髌上滑囊炎）、下肢乏力，以及急性胃痛、乳腺炎、乳房胀痛。

外丘，位居外踝尖上 7 寸，腓骨前缘。本穴在筋肉略有凸起处，故名外丘。外丘穴常用于治疗胸胁胀满及下肢痿软、疼痛和麻木。

丘墟，位居外踝关节前下方凹陷处，外踝前缘垂线与下缘水平线的交点凹陷处。墟，大土山。本穴在外踝关节前下方凹陷处，外踝关节高起，故名丘墟。丘墟穴常用于治疗胆囊炎、胆石症、胆绞痛、肋间痛、黄疸、目赤肿痛、外踝肿痛和足下垂。

灵墟，位居第三肋间隙，前正中线旁开 2 寸。心为五脏六腑之大主，心有藏神的功能，即精神、灵魂为心所统摄；又本穴在心脏附近，居于胸膺部筋肉高起处，故名灵墟。灵墟穴常用于治疗胸胁支满、咳喘及乳腺炎。

## 穴位中的溪泽泉海

穴名亦常借地理学方面的“溪”“泽”“泉”“海”命名，是因为穴位正好位于某些特殊体表标志如骨骼、关节、筋肉凹陷处或其附近，似由水形成的河流之状。老子《道德经》云“上善若水”。水利万物，生发万物，水对于人的生活、生命和健康非常重要。

因水的起源、流域和深浅不同，名称不一，有溪、泽、泉、海之别。古人用水来比喻经气的流注、灌渗，所以有的穴位名称中含有“溪”“泽”“泉”“海”。

溪，本义指山谷，后指山间的小河沟，泛指较小的河流、流入大河的小河。在穴位中，筋肉较小的会合、凹陷处喻为溪。穴位中有“溪”者，言其经气尚小，像溪水，如太溪、后溪、阳溪、解溪、天溪、侠溪。

泽，指水或水草积聚的低洼地方，引申为润泽之义。穴位中有“泽”者，言其经气较大，且为多个经脉之经气汇聚之处，如尺泽、曲泽、少泽。

泉，本义是地下涌出的水，引申为泉水喷出的地方，也指江河、泉水汇聚之处（水量较多）。穴位中有“泉”者，言其经气起始处或经气汇集、深聚之处，如阴陵泉、极泉、涌泉、水泉、天泉、阳陵泉、曲泉、廉泉、聚泉、海泉、中泉。

海，指百川汇聚之处，水域很大。穴位中有“海”者，言其经气所归（合）处，如血海、少海、小海、气海、照海、气海俞、海泉。

其他也有与水相关者，如渊、沟、渠、渎、渚、谷、池、井。

渊，指水较深。穴位中有“渊”者，言其经气较深，如清冷渊、渊腋、太渊。

沟，指田间水道。穴位中有“沟”者，言其经气较浅、较长，如水沟、支沟、蠡沟。

渠，指人工开凿的水道。穴位中有“渠”者，言其经气较浅，可以看到，如经渠。

渎，指水沟、小渠。穴位中有“渎”者，言其经气较小、较长，如四渎、中渎。

渚，小洲曰渚，浅者为渚。穴位中有“渚”者，言其经气较浅，有迂回感，如中渚。

谷，指两山间的夹道或流水道，山间夹道多有水流，引申为深坑、凹陷之义。肉之大会为谷，穴位中有“谷”者，言其经气较深，如合谷、陷谷、前谷、阳谷、然谷、阴谷、率谷、足通谷、腹通谷、漏谷。

池，浅者为池。穴位中有“池”者，言其经气较浅，为经气聚集之处，如天池、阳池、风池、曲池。

井，本指人工挖成的能取水的深洞，古代因井设市，借指人口聚居的地方，称为“市井”，而宅院中的露天空地称为“天井”。井宿，也为星宿名，二十八宿之一。穴位中有“井”者，言其经气较深，如肩井；也指经脉所在处平坦，如天井。

## 穴位中的庭院建筑

建筑是人类最基本的实践活动场所，而庭院建筑是我国璀璨建筑文化的重要组成部分。穴位是经脉中气血运行留止、出入和渗灌之处，根据穴位所在的位置和功能，也根据脏腑、经络、器官和筋、骨、肉所在的不同位置和功能，将穴位比拟于古代的阙、庭、堂、宫等庭院建筑而命名。

阙，门观也，城门、宫门、祠庙前两侧高台上的楼观，左右各一，中间有通道。阙，引申为帝王所居之所，即朝廷。穴位中有“阙”者，言其位置、功能重要，如神阙、巨阙。脐带为胎儿发育期间的气血通道，故脐中名神阙。巨阙，巨者，大也；本穴又在心窝部，为心之经气所深聚之处，也是任脉经气由腹部进入胸部的大门，故名巨阙；一说本穴位居胸骨剑突之下，剑突似剑，古有宝剑名“巨阙”，故名。

庭，宫中也，指宫屋等建筑四周围墙围合而成的空地，如刚入院落之门，其地平坦。穴位中有“庭”者，言其所在之处较平坦，如神庭、中庭、内庭。神庭，位居头部正中线上，入发际 0.5 寸，脑为元神之府，本穴主治与神志相关的病症如失眠、多梦、惊恐、癫痫、痴呆、健忘，故名。其他如中庭、内庭。

堂，古代建筑正房的中间为堂屋，内部前为堂，后为室，堂比较宽敞。穴位中有“堂”者，言其经气已经沿着一定路径循行，如玉堂、神堂。玉堂，在胸部，邻近心脏，心为君主之官，心之所在为玉堂，故名。神堂，位居背部，心之经气所注输之处，平心俞，心主神，故名。

宫，室也，言建筑有外围围绕。穴位中有“宫”者，言其四周有组织围起，如听宫。听宫在耳前上切迹之前，下颌骨髁突的后方，张口时呈凹陷处，耳司听，本穴治疗耳聋、耳鸣，故名。其他如紫宫、子宫、劳宫和外劳宫。

府，古代储存政府文书的地方，引申为官署、政府、聚集之处，还指住宅。穴位中有“府”者，言经气所汇聚之处，如中府、风府。中府为肺之经气所深聚之处，为肺气之府，故名。风府，在项部，风寒之邪往往最先伤及头面、颈项部，本穴为风易汇聚之处，又因本穴擅长治疗内风、外风之病症，故名。其他如天府、少府、府舍、俞府。

门、户，出入之处。穴位中有“门”“户”者，言经气出入之处，如神门、风门、气户、魄户。神门，在腕部，为心经原穴，也是心经的要穴之一，心主神，神志病如健忘、痴呆，本穴均可治疗，故名。风门，在背部，内应于肺，风邪来袭，肺易受之，而发鼻塞、流涕、咳嗽诸症，又因本穴擅长疏散风邪，治疗外风诸症，故名。气户，在胸部上端，胸内为肺，肺主气、司呼吸，本穴擅长治疗咳嗽、气喘、胸闷等诸胸肺之症，故名。魄户，位居背部，为肺之经气所注输之处，平肺俞，肺主魄，故名。其他如章门、期门、京门、液门、耳门、命门、梁门、金门、肓门、滑肉门、幽门、郄门、关门、脑户。

室、舍，居住之处。穴位中有“室”“舍”者，言经气所居之处，如志室、意舍。志室为肾之经气所注输之处，平肾俞，肾主志，故名。意舍为脾之经气所注输之处，平脾俞，脾主意，故名。其他如气舍、府舍。

窗，房屋通风的装置。穴位中有“窗”者，言清气（肺气）、经气出入、流通之处，如膺窗、天窗、目窗。膺窗，在胸部，胸中有肺，肺呼吸清气，本穴能通肺气，故名。天窗，在颈部，颈部属于天，本穴能通肺气、开鼻窍，故名。目窗，在头部，可使经气畅通，两目得到濡养，能治疗青光眼、白内障等病，似有开窗复明的功能，故名。

廊，指屋檐下的通道、屋内的通道或独立而有顶的通道。穴位中有“廊”者，言其位置平坦，经气易于流通，如步廊。步廊，平胸骨正中的中庭穴，且在中庭的两侧，似屋之连廊，故名。

库，本为兵车、兵器所藏之处，泛指各种物品收藏之处。穴位中有“库”者，言经气所聚之处，如库房。

屋，人所居之处。穴位中有“屋”者，言经气之所在、所聚，如屋翳。翳，华盖也，遮挡也，屋翳穴上有库房，下有膺窗，正犹屋檐之遮翳，故名。

仓，贮藏粮食之处。穴位中有“仓”者，言其与粮食相关，如地仓、胃仓。地仓，在人之口角旁开0.4寸处，邻近口，因水谷由口而入，故喻口为地。人常含水谷等食物于腮、齿之间，腮颊可喻为仓，故名。胃仓，在背部第十二胸椎棘突下两侧旁开3寸处，本穴内应于胃，胃的功能为受纳水谷，并初步吸收营养，进而将水谷下传于小肠、大肠，以便进一步消化、吸收，故名。

垣，墙也。穴位中有“垣”者，言其解剖结构凸起，如墙直立，如曲垣。曲垣，在肩胛冈上窝凹陷处，肩胛冈凸起如垣墙，故名。

柱，楹也，建筑物中直立的、起支撑作用的构件。穴位中有“柱”者，言其位置、功能之重要，如身柱、天柱。身柱，在脊柱正中，第三胸椎之下，正且直，故名。人体以头部为天，颈项部犹如其支柱，天柱在项部两侧发际处，如擎天柱，故名。

## 穴位中的动物植物

孩童戴着虎头帽，显得虎头虎脑，甚是可爱；

穿着虎头鞋，老虎两只明亮的大眼睛寓意能看清回家的路，护佑孩童健康成长。梅、兰、竹、菊为自然界中的植物，深受人们的喜爱，人们以物寄情，给予它们“四君子”的雅号，将人崇高的美德寄寓其中。有一些穴位是根据其体表形态、形状，以相似的动物、植物来命名的。

以动物命名的穴位，如鱼腰、鱼际、鸠尾、伏兔、鹤顶、犊鼻。

鱼腰，眉毛横卧如鱼状，中点如鱼之腰，穴在眉毛中点，故名。鱼腰穴治疗眼睑下垂、额纹消失。

鱼际，拇指掌部肤色较白，似鱼腹，穴在掌骨中点、赤白肉际处，际者，边界也，故名。鱼际穴治疗咽喉肿痛、咳喘、小便不利、遗尿。

鸠尾，穴在上腹部中线上，肚脐上 7 寸。两侧肋骨犹如鸟之两翼，本穴在胸骨剑突下，剑突下垂，犹如鸠鸟之尾，故名。鸠尾穴有安神定惊、止痒的功能，治疗痫证、精神分裂症、瘙痒症。

伏兔，在大腿前外侧，髌底上 6 寸，大腿部用力，有肌肉凸起如兔之状，故名。伏兔穴治疗股部肌肉萎缩、下肢行走无力。

鹤顶，在膝之上，髌底中点上方凹陷处，似鹤膝之顶，故名。鹤顶穴有活血化瘀、消肿止痛的功能，治疗膝痛、膝肿。

犊鼻，在膝部，髌韧带的中点，因髌韧带似牛犊的鼻子，故名。犊鼻穴有消肿止痛的功能，治疗膝痛、膝肿。

以植物命名的穴位，如攒竹、丝竹空、口禾髎。

攒竹，当眉头内侧凹陷中，眶上切迹处。眉毛如竹叶，内侧眉毛如竹叶之蒂柄，整齐有序，故名。攒竹穴有平肝潜阳、降逆止呕的功能，治疗头痛、眉棱骨痛、视物不清、鼻塞不通、呃逆、呕吐。

丝竹空，穴在眉梢的凹陷处。眉毛如竹叶，眉梢下有空，丝为细细络脉，穴在眉梢，故名。丝竹空穴有清热解毒、消肿止痛、息风止痉的功能，治疗头痛、目赤肿痛、眼睑跳动。

口禾髎，穴在上唇部，横平水沟穴，鼻孔外缘直下。禾，谷类，口纳水谷，鼻闻五谷之香；髎，骨节空隙处。本穴在上唇，穴下有空隙，邻近口鼻，与五谷有关，故名。口禾髎穴有清肺利窍的功能，治疗鼻塞流涕、鼻出血、口角歪斜、口噤不开、上唇麻木。

## 经穴

人们在日常生活中谈论针灸时，常会问全身到底有多少个穴位？这里说的“穴位”指的是经穴。什么是经穴呢？全身的经穴数量从古到今有变化吗？经穴有哪些防治作用呢？

经穴是归属于十二经脉和任脉、督脉的穴位，也称为“十四经穴”。经穴的特点是有固定的名称、固定的位置、归经且主治较广泛。例如，足三里为足阳明胃经的经穴，可以治疗胃炎、胃痉挛、胃溃疡，以及头面部的头痛、鼻炎、鼻窦炎。再如，迎香为手阳明大肠经的经穴，可以治疗鼻炎，表现为鼻塞、流涕、喷嚏连连。

《黄帝内经》中记载了 160 穴左右，晋代皇甫谧《针灸甲乙经》记载 349 穴，宋代王惟一《铜人腧穴针灸图经》记载 354 穴，明代杨继洲《针灸大成》记载 359 穴，清代李学川《针灸逢源》记载 361 穴。2006 年，国家标准《腧穴名称与定位》将印堂归入督脉，定经穴为 362 个。

穴位防治疾病的作用体现在以下三方面。

一是近治作用，穴位可以治疗其所在和邻近部位的筋肉骨脉、器官和脏腑的病症。这也是所有穴位具有的治疗作用，如百会在头顶部，可以治疗头顶痛；天柱在项部，可以治疗后头痛；角孙在头部侧面，可以治疗偏头痛；中脘位于上腹部，可以治疗胃的疾病；曲池在肘部，可以治疗网球肘。

二是远治作用，穴位可治疗经脉循行经过的远隔部位的组织、器官和脏腑的病症。总体而言，十二经脉位于肘、膝关节以下的穴位可以治疗本经所过的头面部、颈项部、躯干部和股部的疾病，任脉、督脉的穴位还可以治疗下肢的病症。如手、足三阳经的经脉均到达或起于头面部，所以在手部的手阳明大肠经的合谷可以治疗头痛、鼻炎，手少阳三焦经的中渚可以治疗偏头痛、耳鸣、耳聋，手太阳小肠经的后溪可以治疗落枕；位于足部的足阳明胃经的内庭可以治疗牙痛，足少阳胆经的侠溪可以治疗偏头痛，足太阳膀胱经的至阴可以治疗头顶痛。督脉在腰部的穴位腰阳关可以治疗下肢的疼痛、麻木、乏力。

三是特殊作用，穴位具有双向的良性调节作用和特异作用。双向良性调节作用即同一个穴位可以治疗相反的症状，如内关能治疗心慌，也能治疗心动过缓；天枢、足三里能治疗便秘，也能治疗泄泻；关元能治疗遗尿，也能治疗小便不畅；太冲能治疗月经过多，也能治疗月经过少；心俞能治疗失眠，也能治疗嗜睡。某些穴位具有特异作用，如大椎治疗发热，至阴治疗胎位不正，少商治疗咽喉肿痛，百会治疗胃下垂、肾下垂和直肠下垂。

## 奇穴

吴奶奶的孙子，8 岁，吃饭少，挑食，只爱吃肉，不吃蔬菜，身高发育很快，但上、下肢细，肚子大。吴奶奶说孙子体形似“麻秆”，其实这是小儿疳积。治疗采用点刺小儿食指、中指、无名指、小指第一指间关节的横纹，挤出黄色液体少许，当日晚上饮食量增加，每周治疗 1 次，3 周后饮食正常。这里所用穴位为奇穴“四缝”。何谓奇穴？奇穴有何特点？数量有多少呢？

奇穴是未归入十二经脉、任脉和督脉，但有奇特疗效的穴位，也称为“经外奇穴”。奇穴的特点是有固定的名称、固定的位置，虽没有归经，但对某病症有奇特的疗效。如太阳穴能治疗眼睛红肿疼痛，耳尖穴能治疗耳鸣、高血压病眩晕，膝眼穴能治疗膝关节疼痛，胆囊穴能治疗胆囊炎，外劳宫穴（落枕穴）能治疗颈项强痛，腰痛穴能治疗急性腰扭伤。

至于奇穴的数量，历代医籍记载不一，唐代孙思邈《备急千金要方》记载 187 个，明代杨继洲《针灸大成》记载 35 个，《类经图翼》记载 84 个，《奇效良方》记载 26 个，清代廖鸿运《针灸集成》记载 144 个。1989 年，世界卫生组织日内瓦会议确定奇穴的标准命名有 48 个。2006 年，国家标准《腧穴名称与定位》收录了上述 48 个奇穴中的 46 个。2021 年，国家标准《经外奇穴名称与定位》选取 2006 年《腧穴名称与定位》中的奇穴 43 个（将“金津”“玉液”2 穴合为 1 穴，删除“下极俞”和“腰奇”），添加“安眠”“牵正”“新设”“血压点”“提托”“接脊”“肩前”“里内庭”8 穴，

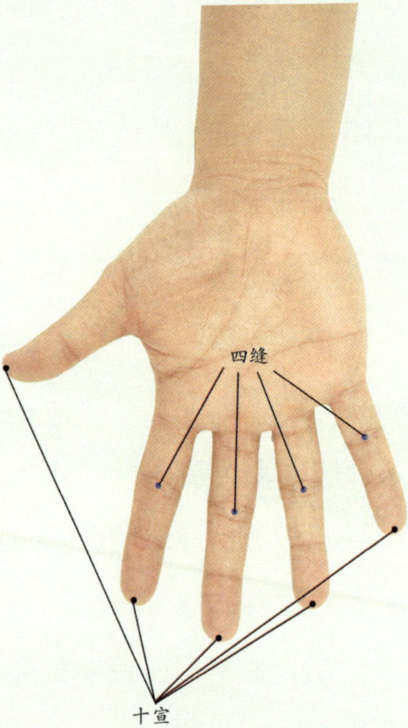


十宣、四缝

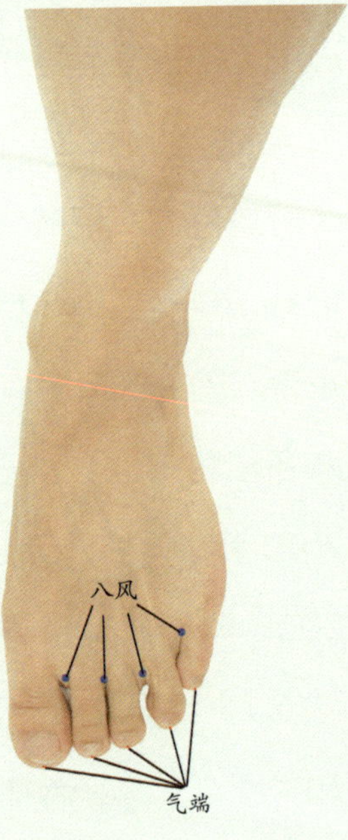


气端、八风

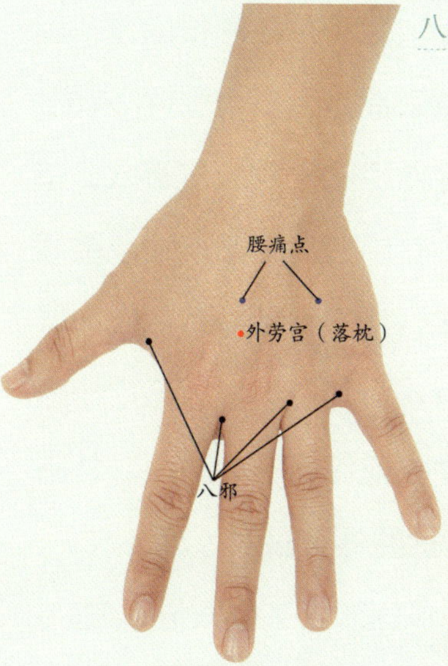


八邪、外劳宫（落枕）、腰痛点

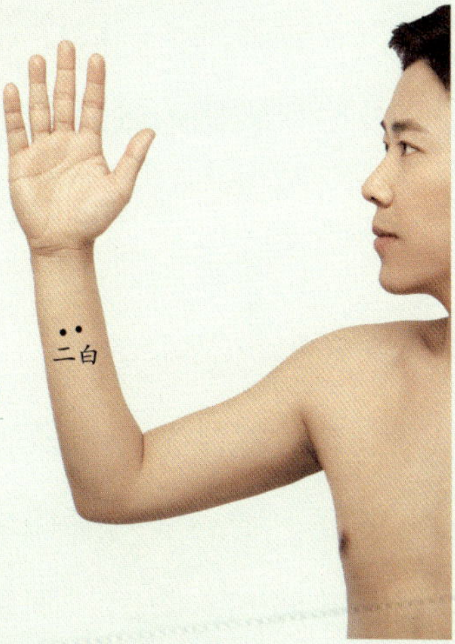


二白

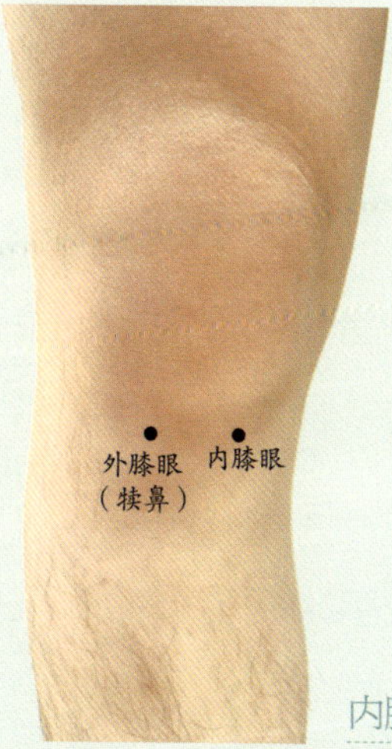


内膝眼、外膝眼（犊鼻）

定奇穴为 51 个。奇穴虽有固定的名称和位置，但是有的奇穴并不止 1 个位置，而是由多个位置（穴位）组成。如治疗晕厥、手足逆冷的十宣、气端穴，单侧即由 5 个穴位组成；治疗手指、足趾挛缩或弛缓的八邪、八风穴，同治疗小儿饮食减少、体瘦如柴的四缝穴一样，单侧即由 4 个穴位组成；治疗痔疮的二白穴，治疗膝关节肿胀或疼痛的内膝眼、外膝眼穴（犊鼻穴），治疗落枕的外劳宫穴（落枕穴），以及治疗腰痛的腰痛点，单侧即由 2 个穴位组成。

## 阿是穴

有位医生擅长针灸，声名远扬，患者甚多，效果良好，所治多为疼痛性疾病，哪里痛针哪里，问其所针何穴，答曰"阿是穴"，故人送外号"阿是先生"。何谓阿是穴？阿是穴又是因何命名的呢？

对阿是穴的命名要追溯到唐代孙思邈《备急千金要方》，"阿是之法"实为一种取穴方法，后来将所取的穴位称为"阿是穴"。《备急千金要方》记载：吴蜀之地多潮湿，易于感染瘴疠湿疟毒气，多应用灸法预防，取穴则用“阿是之法”。南方方言中的“阿是”是疑问词，询问“是不是”。当有人生病时，采用按压的方法检查病痛患者相关部位，询问患者的感觉，如果患者出现病痛加剧或缓解，此处即为灸刺之处。现今的阿是穴是以压痛点加剧或缓解，以及其他反应点如舒适点、热感、筋肉凹陷、皮下结节和有条索处来确定穴位，也称“天应穴”“不定穴”“压痛点”。阿是穴的特点是无固定的位置，也无明确的归经，根据按压时患者反应情况而定。

临床上，取阿是穴的方法有按压法、按揉法、弹拨法和梳顺法，可单独应用，也可结合应用，目的是取准阿是穴，以此治疗皮、肉、筋、节、骨部疾病，以及气、血、痰、湿、浊、瘀之聚结而成的疾病，在缓解疼痛、祛除结节和改善运动功能等方面均疗效确切。如肩周炎患者常在肩前腋下纹头上方约 1 寸处有明显压痛，按揉该阿是穴即可缓解疼痛；网球肘患者在肘前也常有一处明显的压痛点，按揉该阿是穴即可使疼痛减轻并恢复部分功能；头面部感受风寒或高血压患者，额头或耳上部常有压痛点，按揉该阿是穴可以缓解头部疼痛；胃痛时，用拇指轻轻按压患者上腹部，如果寻找到明显的压痛点，用点按法按压该阿是穴可缓解胃痛。

在日常生活中，身体如有病痛，人们可以自我寻找阿是穴，应用按法、拿法、摩法、揉法、擦法等简单手法，可缓解或祛除疾病症状。

## 五输穴

古代医家言“若要安，三里莫要干”，指出预防、治疗疾病可以取足三里。足三里位于膝关节之下，在特定穴中属于五输穴。五输穴应用广泛，在预防保健中的应用也较多。那么，什么是特定穴？什么是五输穴？五输穴有多少个呢？

全身经穴 362 个，将其中具有特殊功能和治疗作用，并有特定称号的经穴称为“特定穴”。根据特定穴的分布特点和功能，可以分为五输穴、原穴、背俞穴、募穴、络穴、郄穴、下合穴、八会穴、八脉交会穴和交会穴 10 类。

五输穴，即十二经脉分布在肘、膝关节以下的井、荥、输、经、合 5 个穴位。五输穴分布在四肢肘、膝关节以下，取穴方便，而且对头面部、躯干部的疾病均有较好的疗效，所以五输穴是应用最多的穴位。

五输穴的排列特点是从四肢末端向肘、膝方向，经气发源于四肢末端，由小到大，由浅到深，逐渐增大汇合于肘、膝。古代医家用水流从发源到入海的现象来说明这一经气运行特点。经气所出，如水的源头，故称为“井”，脉气较小，犹如泉水之端，井穴位于四肢末端。经气所溜，如泉水微流，故称为“荥”，脉气稍大，荥穴在掌指、跖趾关节之前。经气所注，像水流由浅入深，故称为“输”，脉气较盛，如水流灌注，输穴在掌指、跖趾关节之后。经气所行，像水在通畅的河中流过，水流和畅，故称为“经”，经穴位于臂、胫部。经气充盛，由此深入，恰如百川汇合入海，故称为“合”，合穴位于肘、膝关节附近。

每条经脉有 5 个五输穴，十二经脉共有 60 个。十二经脉五输穴见表 1–2。

表 1-2　十二经脉五输穴

| 经脉 | 井穴 | 荥穴 | 输穴 | 经穴 | 合穴 |
|---|---|---|---|---|---|
| 手太阴肺经 | 少商 | 鱼际 | 太渊 | 经渠 | 尺泽 |
| 手阳明大肠经 | 商阳 | 二间 | 三间 | 阳溪 | 曲池 |
| 足阳明胃经 | 厉兑 | 内庭 | 陷谷 | 解溪 | 足三里 |
| 足太阴脾经 | 隐白 | 大都 | 太白 | 商丘 | 阴陵泉 |
| 手少阴心经 | 少冲 | 少府 | 神门 | 灵道 | 少海 |
| 手太阳小肠经 | 少泽 | 前谷 | 后溪 | 阳谷 | 小海 |
| 足太阳膀胱经 | 至阴 | 足通谷 | 束骨 | 昆仑 | 委中 |
| 足少阴肾经 | 涌泉 | 然谷 | 太溪 | 复溜 | 阴谷 |
| 手厥阴心包经 | 中冲 | 劳宫 | 大陵 | 间使 | 曲泽 |
| 手少阳三焦经 | 关冲 | 液门 | 中渚 | 支沟 | 天井 |
| 足少阴胆经 | 足窍阴 | 侠溪 | 足临泣 | 阳辅 | 阳陵泉 |
| 足厥阴肝经 | 大敦 | 行间 | 太冲 | 中封 | 曲泉 |

井、荥、输、经、合穴在防治疾病上各有哪些特点呢?

井穴，有泻热开窍、镇静安神和通络止痛的功能，可以治疗神志病和疼痛性病症。如少商、商阳治疗昏厥、咽喉疼痛，隐白、大敦治疗痛经、月经不调，涌泉治疗小儿惊风，至阴治疗头顶疼痛，足窍阴治疗偏头痛，厉兑治疗前额痛。井穴多点刺出血，针刺用泻法。

荥穴，有疏解外热、清除内热的功能，治疗脏腑、经络病变而表现于颜色改变的病症。如晕厥时见面色变黄、苍白，可取少府；口唇疱疹、疼痛，可取内庭；外感邪毒而见眼睛发红、疼痛难忍、流泪，可取液门、足临泣、行间。

输穴，有通经止痛、调理脏腑的功能，治疗头痛、腕关节疼痛、踝关节疼痛和内脏病痛。如中渚、后溪治疗头痛、类风湿性关节炎，大陵治疗腕关节疼痛，项部疼痛取束骨，偏头痛取足临泣，太白治疗慢性泄泻，太溪治疗男子勃起功能障碍、遗精、早泄，太冲治疗脂肪肝、胆囊炎。

经穴，有利咽开窍的功能，可以治疗咽喉、肺系疾病。如经渠、复溜、昆仑治疗慢性支气管炎，商丘治疗言语不清，间使治疗失音、喑哑。

合穴，有调理脏腑功能的作用，治疗脏腑疾病。足三里治疗脾胃疾病如恶心、呕吐，阳陵泉治疗肝胆疾病如胆囊炎、胆结石、脂肪肝，委中治疗膀胱疾病如尿频、尿急、尿痛。

## 背俞穴

由于工作繁忙、生活节奏加快，人们常常感到精神疲倦、四肢乏力，有入睡困难、睡眠不实、易醒、醒后难以再次入睡等睡眠问题。而在背部刮痧、拔罐后，疲倦、乏力和睡眠问题能得以缓解，那么背部主要有哪类、哪些穴位在起作用呢？

中医学认为“背为阳”，在背部做刮痧、拔罐治疗可以起到扶助阳气，调整心、肝、脾、肺、肾等脏腑功能的作用，故能缓解或祛除精神疲惫、睡眠问题。这些穴位属于特定穴中的背俞穴。

何谓背俞穴？背俞穴是五脏六腑之气输注于背、腰部的穴位，简称为“俞穴”，这些穴位与相应的心、肝、脾、肺、肾等脏腑之间有气血灌注、内外相通的联系，因此能够很好地调整脏腑功能。

背俞穴分布在背、腰部，是按脏腑位置的高低分布的。肺俞、心俞、肝俞、脾俞、肾俞所处的位置与肺、心、肝、脾、肾所在的部位是对应的，如肺在五脏中位置最高，肺俞穴亦位居最高；肾的位置最低，肾俞的位置也最低。

背俞穴共计 12 个，其名称、相应脏腑和位置见表 1-3。

表 1-3　背俞穴名称、相应脏腑和位置

| 背俞穴名称 | 相应脏腑 | 位置 |
|---|---|---|
| 肺俞 | 肺 | 第三胸椎棘突下，后正中线旁开 1.5 寸 |
| 厥阴俞 | 心包 | 第四胸椎棘突下，后正中线旁开 1.5 寸 |
| 心俞 | 心 | 第五胸椎棘突下，后正中线旁开 1.5 寸 |
| 肝俞 | 肝 | 第九胸椎棘突下，后正中线旁开 1.5 寸 |
| 胆俞 | 胆 | 第十胸椎棘突下，后正中线旁开 1.5 寸 |
| 脾俞 | 脾 | 第十一胸椎棘突下，后正中线旁开 1.5 寸 |
| 胃俞 | 胃 | 第十二胸椎棘突下，后正中线旁开 1.5 寸 |
| 三焦俞 | 三焦 | 第一腰椎棘突下，后正中线旁开 1.5 寸 |
| 肾俞 | 肾 | 第二腰椎棘突下，后正中线旁开 1.5 寸 |
| 大肠俞 | 大肠 | 第四腰椎棘突下，后正中线旁开 1.5 寸 |
| 小肠俞 | 小肠 | 横平第一骶后孔，骶正中嵴旁开 1.5 寸 |
| 膀胱俞 | 膀胱 | 横平第二骶后孔，骶正中嵴旁开 1.5 寸 |

背俞穴可以协助诊断一些疾病。中医学认为，人体是一个有机的整体，脏腑病变可通过体表反映

出来，按压背俞穴可出现压痛过敏、组织板硬或松软、皮肤凹陷或隆凸、皮肤变色、皮下有结节状或条索状物等阳性反应物，根据这些反应可协助诊断相关脏腑疾病。如肺部疾患在肺俞、风门或其上下、左右常有压痛，胃痛在脾俞、胃俞或其上下、左右常有明显压痛、结节状阳性反应点，胆道疾患在膈俞、肝俞、胆俞或其上下、左右有明显压痛、结节状阳性反应点，尿路结石在三焦俞、肾俞等处有明显压痛、条索状阳性反应点，肠炎患者常在关元俞、大肠俞或其上下有明显压痛。

背俞穴既可协助诊断、治疗相应脏腑的相关疾病，又可用于保健。在临床中，背俞穴的常用操作有针刺、艾灸、拔罐、刮痧和推拿。

## 募穴

背俞穴位于背部和腰部，而在胸部、腹部同样有一类非常重要的特定穴，就是募穴。募穴既可用于治疗、协助诊断相关的脏腑疾病，又可用于日常保健。

募穴是脏腑之气结聚于胸部、腹部的一类特定穴位，又称为“腹募穴”。募穴共计 12 个，其名称、相应脏腑、位置、所在经脉见表 1–4。

表 1–4　募穴名称、相应脏腑、位置、所在经脉

| 募穴名称 | 相应脏腑 | 位置 | 所在经脉 |
|---|---|---|---|
| 中府 | 肺 | 横平第一肋间隙，前正中线旁开 6 寸 | 手太阴肺经 |
| 日月 | 胆 | 第七肋间隙中，前正中线旁开 4 寸 | 足少阳胆经 |
| 期门 | 肝 | 第六肋间隙中，前正中线旁开 4 寸 | 足厥阴肝经 |
| 京门 | 肾 | 侧腹部，第十二肋游离端下际 | 足少阳胆经 |
| 章门 | 脾 | 侧腹部，第十一肋游离端下际 | 足厥阴肝经 |
| 天枢 | 大肠 | 横平肚脐，前正中线旁开 2 寸 | 足阳明胃经 |
| 膻中 | 心包 | 横平第四肋间隙，前正中线上 | 任脉 |
| 巨阙 | 心 | 脐中上 6 寸，前正中线上 | 任脉 |
| 中脘 | 胃 | 脐中上 4 寸，前正中线上 | 任脉 |
| 石门 | 三焦 | 脐中下 2 寸，前正中线上 | 任脉 |
| 关元 | 小肠 | 脐中下 3 寸，前正中线上 | 任脉 |
| 中极 | 膀胱 | 脐中下 4 寸，前正中线上 | 任脉 |

募穴均在相应脏腑邻近的部位，募穴与相应脏腑之气相通。募穴可治疗相关脏腑疾病，体现了穴位的近治作用。如胃脘痛取中脘、章门，冠状动脉粥样硬化性心脏病（简称“冠心病”）取膻中，哮喘缓解期取中府，脂肪肝取期门，慢性肠炎取章门等。

募穴的常用操作有针刺、艾灸、拔罐和推拿。

# 02

# 经者，径也

宋代朱熹与其弟子的问答语录《朱子语类》中有“头痛炙头，脚痛炙脚”的记载，比喻治病不究其本，解决问题没有找到根源。中医治病，有“头痛医脚”之说，即头痛时取足部的穴位针刺、推拿治疗，头痛可以缓解或治愈。这其实是经络在起作用。足少阳胆经从外眼角的瞳子髎穴处起始，向上到侧头部，向下沿着躯干部侧面、下肢外侧中间循行，到达外踝部，再到外踝的前面，沿足背部进入足第四趾外侧端的足窍阴穴而止。因此，偏头痛时，在足少阳胆经的足临泣、侠溪穴上施以针刺、艾灸、推拿或刺血，可以通过刺激足少阳胆经来调节头部侧面的气血运行，以达到治疗偏头痛的目的。

何谓经络？经者，径也。经络是人体运行气血、联络脏腑、沟通内外的通道，经络包括经脉和络脉。经，有道路、径路的含义，为纵行的主干。经脉包括十二经脉、奇经八脉，以及附属于十二经脉的十二经别。络，有缠绕、网络的含义，为横行的分支。络脉包括十五络脉、浮络和孙络。经脉以上下纵行为主，是经络的主体部分；络脉从经脉中分出侧行，是经络的分支部分，络脉可以无限分出，渐而细小。

经络学是阐述人体经络系统的循行、生理、病理及其与脏腑、器官、筋肉骨脉相互关系的一门学科，是中医学、针灸学的重要组成部分，对临床各科均具有重要的指导作用。

本章即讲述经络的相关知识。

## 十二经脉的命名、分布与属络关系

地有十二经水，人有十二经脉；十二经脉，以应十二月。何谓十二经脉？简言之，十二经脉是指十二脏腑（肝与胆、心与小肠、脾与胃、肺与大肠、肾与膀胱、心包与三焦）所属的经脉，是经络系统的主体，也称“十二正经”。

十二正经是如何命名的呢？十二正经的名称由手足、阴阳、脏腑三部分组成。手足分成手六经（手阴经 3 条、手阳经 3 条）和足六经（足阴经 3 条、足阳经 3 条），脏腑分为脏六经（肝、心、脾、肺、肾、心包）、腑六经（胆、小肠、胃、大肠、膀胱、三焦），阴阳分为三阴经（太阴、少阴、厥阴）、三阳经（阳明、太阳、少阳）。故尔，十二经脉分别为手太阴肺经、手阳明大肠经、足阳明胃经、足太阴脾经、手少阴心经、手太阳小肠经、足太阳膀胱经、足少阴肾经、手厥阴心包经、手少阳三焦经、足少阳胆经、足厥阴肝经。

十二经脉的分布有何规律呢？属于六脏的经脉

循行于肢体内侧、前面，为阴经；属于六腑的经脉循行于肢体外侧、后面，为阳经。其分布有如下规律：手足阳经为阳明在前、少阳在中、太阳在后，手足阴经为太阴在前、厥阴在中、少阴在后，但足内踝上 8 寸以下为厥阴在前、太阴在中，内踝上 8 寸以上，太阴交出于厥阴之前。

十二经脉属络、表里关系如何？十二经脉内属于脏腑，外络于肢节。十二经脉与脏腑相连接，形成脏腑、阴阳、经脉的属络、表里关系，如手太阴肺经属肺、络大肠，与手阳明大肠经相表里；手阳明大肠经属大肠、络肺，与手太阴肺经相表里等。互为表里的经脉在生理上相互联系，在病理上相互影响，并指导临床的穴位配伍、针灸操作。

## 十二经脉的走向、衔接与流注规律

手三阴经从胸循行于上肢内侧，走向手；手三阳经从手循行于上肢外侧，走向头；足三阳经从头循行于胸腹部、胁肋部和腰背部，经下肢的外侧、后侧，走向足；足三阴经从足循行于下肢的内侧，走向腹部、胸部。

相表里的阴经与阳经在手、足末端交接，如手太阴肺经与手阳明大肠经交接于食指。同名的阳经与阳经在头面部交接，如手足阳明经交接于鼻旁。相衔接的阴经与阴经在胸部交接，如足太阴脾经与手少阴心经交接于心中。

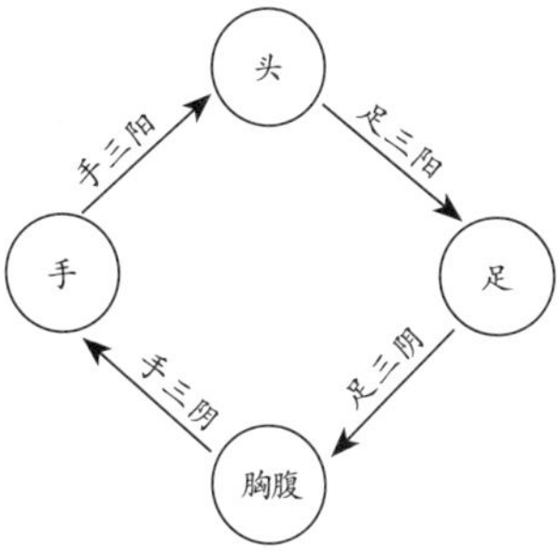


十二经脉走向

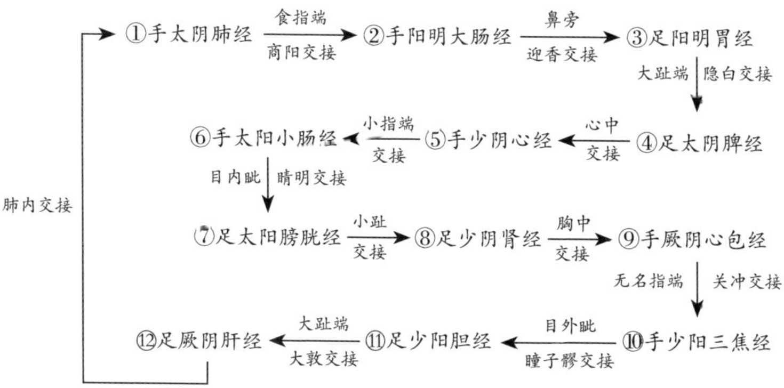


十二经脉衔接

十二经脉的气血流注从肺经开始，按照表里经、同名经的规律相互衔接，至肝经而终，再由肝经复流注于肺经，即手太阴肺经→手阳明大肠经→足阳明胃经→足太阴脾经→手少阴心经→手太阳小肠经→足太阳膀胱经→足少阴肾经→手厥阴心包经→手少阳三焦经→足少阳胆经→足厥阴肝经→手太阴肺经，从而构成了“周而复始，如环无端”的循环流注体系。

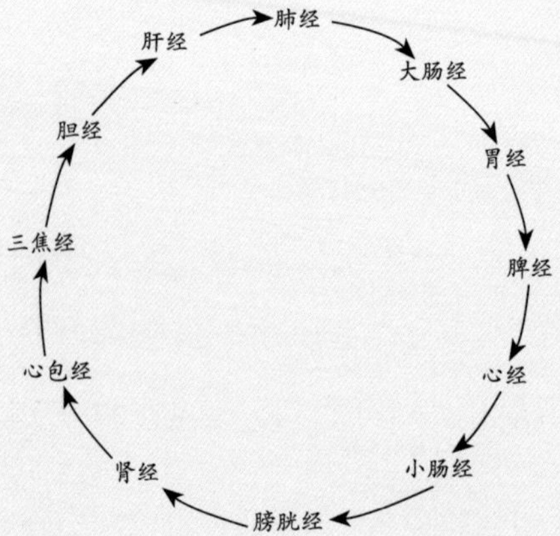


十二经脉流注

## 十二经脉与十二时辰

人们“日出而作，日入而息”。生活多美好，过好每一天，就会过好这一生。谈到时辰，包括十二时和十二辰。十二时即夜半、鸡鸣、平旦、日出、食时、隅中、日中、日昳、晡时、日入、黄昏、人定，十二辰即子时、丑时、寅时、卯时、辰时、巳时、午时、未时、申时、酉时、戌时、亥时。十二时辰对应一天 24 小时，人体经气从子时（23 时—1 时）开始，按足少阳胆经、足厥阴肝经、手太阴肺经、手阳明大肠经、足阳明胃经、足太阴脾经、手少阴心经、手太阳小肠经、足太阳膀胱经、足少阴肾经、手厥阴心包经、手少阳三焦经、足少阳胆经依次流注，循环往复。人的生理功能、病理变化、疾病轻重与十二经脉的气血运行及时间有着密切的关系，所以十二时辰对疾病的发生、发展、诊断、治疗、预后，以及养生均有指导价值。

表 2-1　十二经脉与十二时辰对照表

| 经脉 | 时间 | 辰 | 时 |
| --- | --- | --- | --- |
| 足少阳胆经 | 23 时—1 时 | 子时 | 夜半 |
| 足厥阴肝经 | 1 时—3 时 | 丑时 | 鸡鸣 |
| 手太阴肺经 | 3 时—5 时 | 寅时 | 平旦 |
| 手阳明大肠经 | 5 时—7 时 | 卯时 | 日出 |
| 足阳明胃经 | 7 时—9 时 | 辰时 | 食时 |
| 足太阴脾经 | 9 时—11 时 | 巳时 | 隅中 |
| 手少阴心经 | 11 时—13 时 | 午时 | 日中 |
| 手太阳小肠经 | 13 时—15 时 | 未时 | 日昳 |
| 足太阳膀胱经 | 15 时—17 时 | 申时 | 晡时 |
| 足少阴肾经 | 17 时—19 时 | 酉时 | 日入 |
| 手厥阴心包经 | 19 时—21 时 | 戌时 | 黄昏 |
| 手少阳三焦经 | 21 时—23 时 | 亥时 | 人定 |

人的生活、工作要遵循十二时辰的变化规律，起居有常，避免寒热太过，方能健康愉悦。一旦起居逾越这一昼夜规律，人就可能生病。如在凌晨 4 时左右易醒，且不易再次入睡，可考虑与肺脏疾病相关；疼痛在 18 时加重，考虑与肾脏疾病相关。

在养生方面，亥时洗脸、洗脚、刷牙，做好入睡准备；子时一定要入睡；丑时、寅时要有一定的

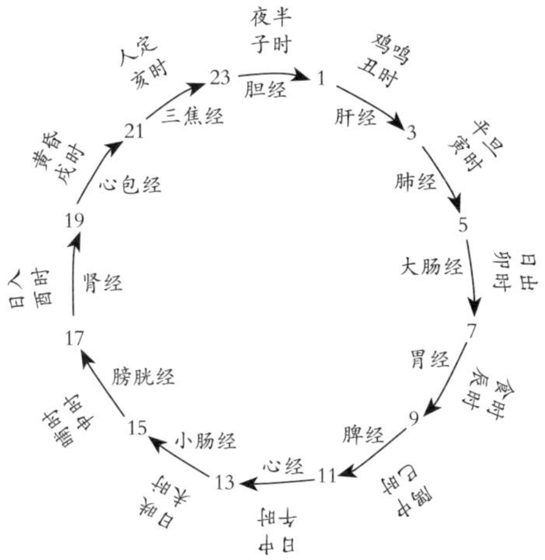


十二经脉与十二时辰

深睡眠；卯时、辰时起床、锻炼、进餐；午时饭后稍稍休息，为下午的工作做好准备；酉时工作完毕，下班回家。

## 十二经脉循行与病候

十二经脉为人体经络的主体部分，在内联系脏腑，在外联络肢节，凡人体头面颈项、胸腹背腰、四肢百骸、五官九窍均为其循行之处，使人体成为“内外统一”的有机整体。经脉不同，分布其上的穴位有异，但分布于同一经脉上的穴位在治疗疾病方面既有共性，也有特异性。现将十二经脉的循行和穴位治疗疾病概况介绍如下。

手太阴肺经，起于中焦（中脘），属肺，络大肠，联系胃，向上穿过膈，联系肺系；从肺系出，循于侧胸上部（中府）、上肢内侧前缘，止于拇指桡侧端（少商）；支脉从腕后（列缺）分出，止于食指桡侧端（商阳）。

手太阴肺经穴位主治感冒、鼻塞、咳嗽、痰多、气喘、咳血、咽喉肿痛等肺系疾患，便秘、大便稀薄、尿潴留、遗尿、尿频等大肠、膀胱疾病，以及上肢内侧前缘痛、肩背部冷痛。

手阳明大肠经，起于食指桡侧端（商阳），循行于上肢外侧前缘，上循肩（肩髃），入缺盆，络肺，属大肠；其分支从缺盆，上循颈，经颈部（扶突），入下齿中，还出挟口（地仓），经过人中沟（水沟），止于对侧鼻旁（迎香）。

手阳明大肠经穴位主治发热、头痛、咽痛、流涕、鼻塞等外感疾病，肠鸣、泄泻、便秘、痢疾等肠道疾病，荨麻疹、神经性皮炎、老年皮肤瘙痒症等皮肤病，以及上肢疼痛、麻木如肩周炎、网球肘等。

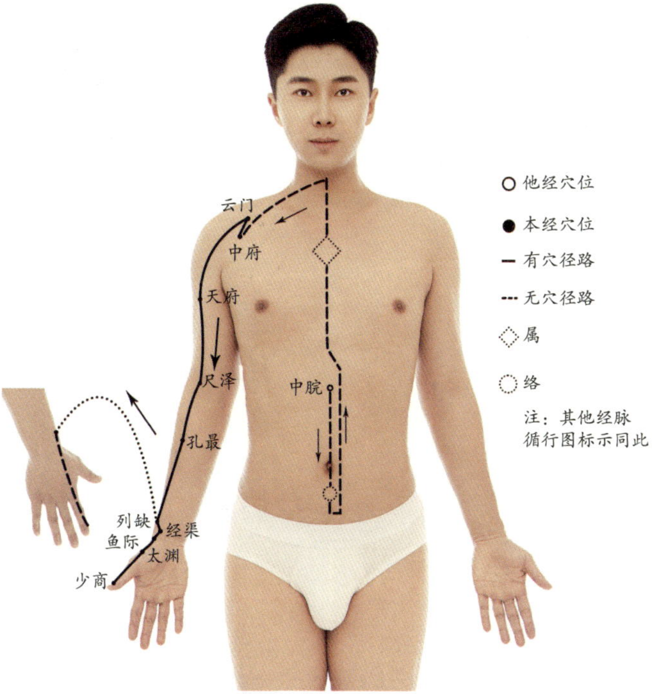


手太阴肺经

足阳明胃经，起于鼻旁（迎香），上行鼻根，沿鼻外侧（承泣、四白、巨髎）下行，入上齿中，环绕口唇，交会承浆穴，过下颌、耳前，循行到鬓角（头维）；支脉从颈经人迎穴下胸，入缺盆，穿过横膈，属胃，络脾；直行脉从缺盆，循行于胸部（距正中线 4 寸，经乳头）、腹部（距正中线 2 寸），抵腹股沟处（气冲）；内行部分，起于胃口，向下

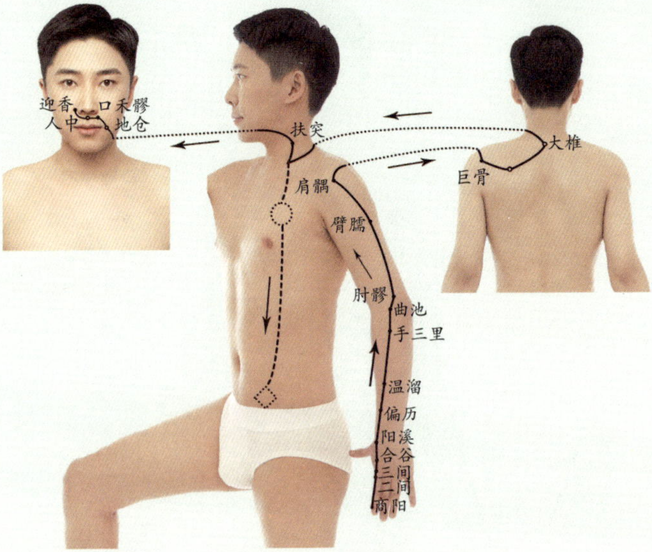


手阳明大肠经

循行于腹内，与外行线会合于腹股沟处（气冲）；然后，循行于下肢外侧前缘，止于第二趾外侧端；分支从膝下 3 寸（足三里）和足背（冲阳）分出，分别到足中趾（厉兑）和足大趾（隐白）。

足阳明胃经穴位主治目闭不全、口歪、流涎、咽痛、牙痛、牙龈出血、口唇生疮、目痛等头面五官病，胃痛、纳谷不香、肚腹胀满、便秘、泄泻、痢疾、痔疮等胃肠病，月经不调、闭经、痛经、不孕等妇科病，口腔疮疡、荨麻疹、老年皮肤瘙痒症等皮肤病，以及下肢行走乏力、疼痛和麻木。

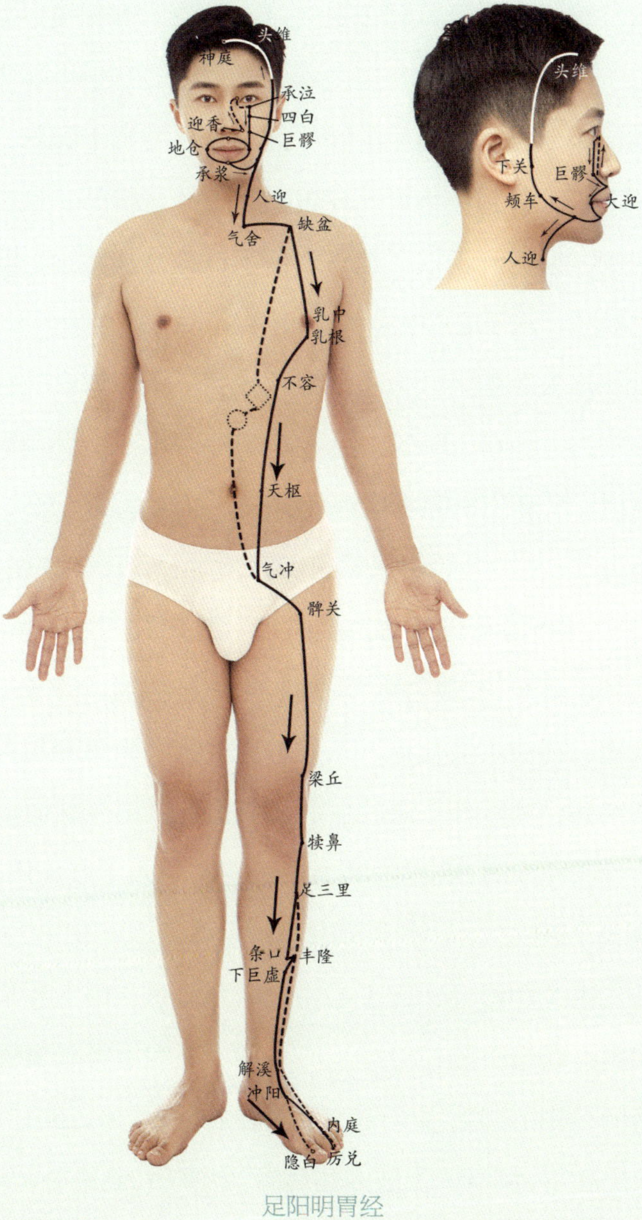
头维
神庭
承泣
四白
迎香
巨髎
地仓
承浆
人迎
气舍
缺盆
乳中
乳根
不容
天枢
气冲
髀关
梁丘
犊鼻
足三里
条口
丰隆
下巨虚
解溪
冲阳
内庭
隐白
厉兑
头维
下关
巨髎
颊车
大迎
人迎

足阳明胃经

足太阴脾经，起于足大趾（隐白）内侧端，循行于小腿内侧中间，至内踝上 8 寸后转行于小腿内侧前缘，经膝股内侧前缘（血海），循行于腹部，并入腹，属脾，络胃，穿过横膈，经过胸部、食管两侧，循行到舌根，散布于舌下；分支从胃出，穿过横膈，注于心中。

足太阴脾经穴位主治饥不欲食、不思饮食、肚腹胀满、肠鸣、泄泻、便秘等胃肠疾病，小儿惊风、黄疸、胆囊炎、胆石症等肝胆病，尿液浑浊、遗尿、尿失禁、尿潴留等泌尿系统疾病，烦心、善悲、失眠、嗜睡、惊悸、心悸等心系疾病，月经过多、月经失调、闭经、不孕等妇科病，阳痿、早泄、遗精、精子减少症、精液不液化症、精索静脉曲张、阴囊潮湿等男科病，糖尿病、脂肪肝、高脂血症、高尿酸血症等代谢性疾病，咽喉隐痛、舌强语涩，以及下肢疼痛、麻木、乏力。

手少阴心经，起于心中，联系心系，向下穿过横膈，联络小肠；分支从心系别出，向上经过食管两侧，循行到目；直行者，又从心系别处，循行到肺，前出腋下，循行于上肢内侧后缘，经掌后，到掌心（少府），止于小指桡侧端（少冲）。

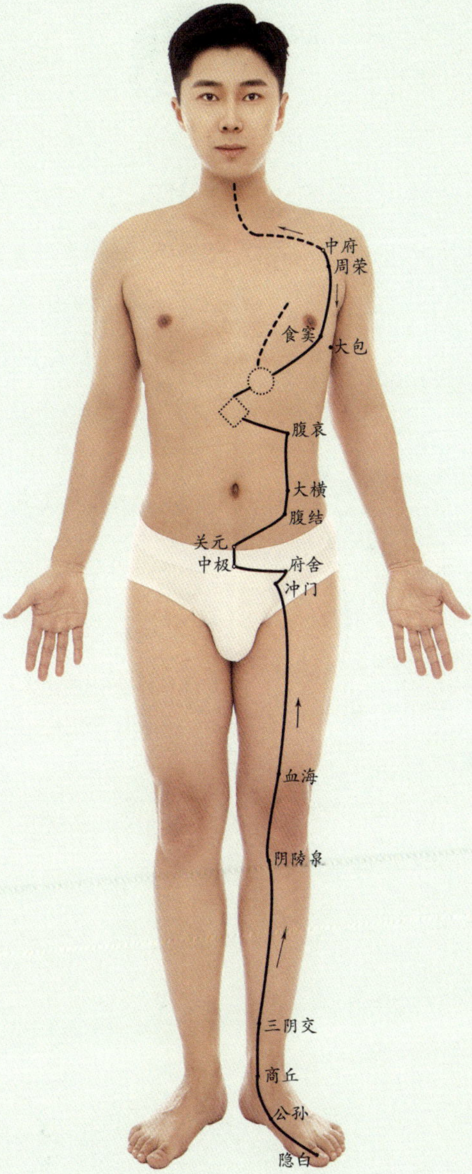


足太阴脾经

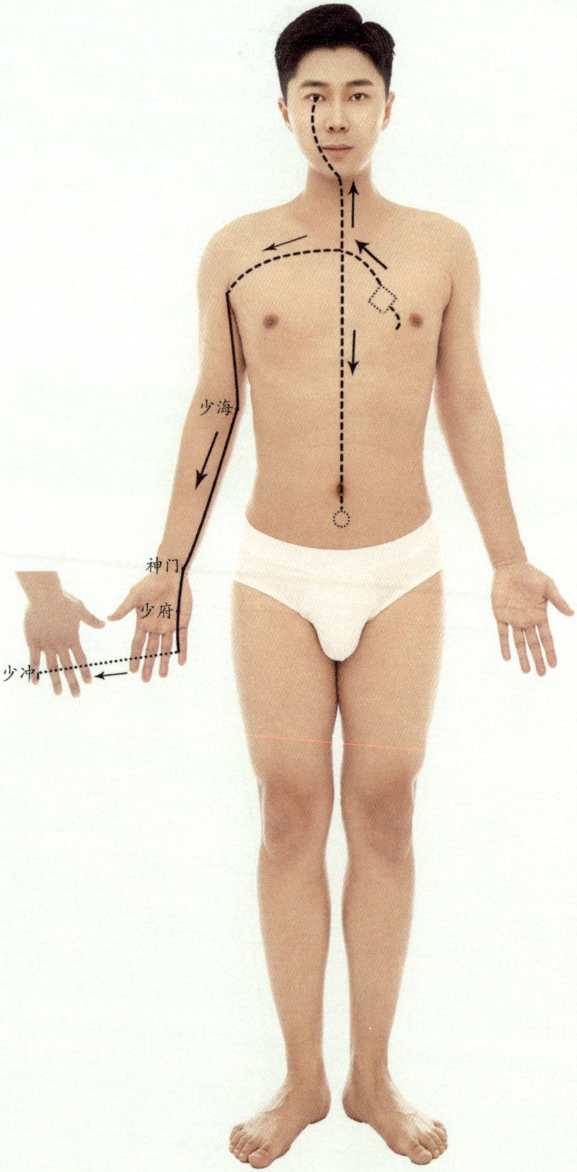


手少阴心经

手少阴心经穴位主治冠心病、心悸、失眠、健忘、痴呆、盗汗、自汗等心系病症，遗尿、遗精，以及上肢后缘疼痛。

手太阳小肠经，起于小指尺侧端（少泽），循行于小指外侧，经过腕部，到达尺骨茎突（养老），沿上肢外侧后缘循行，到达肩部，绕行肩胛，交会于大椎穴，进入缺盆，络心，循行于食管两侧，穿过横膈，抵于胃，属小肠；分支从缺盆，循行于颈部，

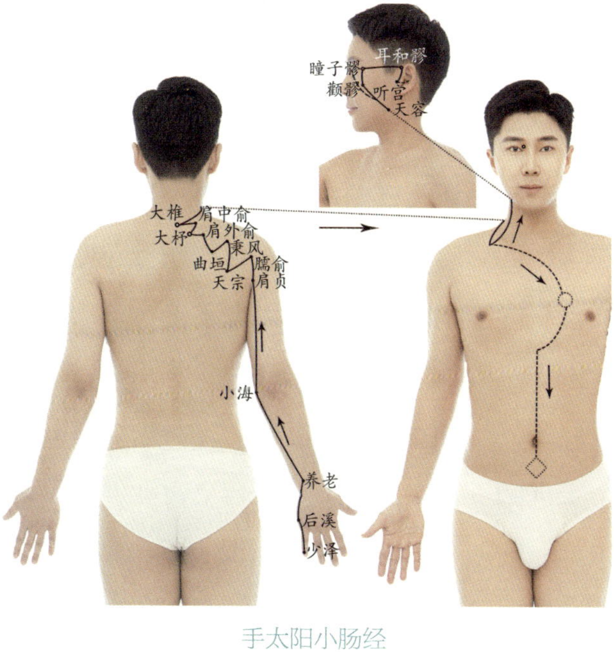


手太阳小肠经

上面颊，至外眼角（瞳子髎），经过耳和髎到听宫，经过听宫转入耳中；另一分支从面颊，到目下，抵鼻，止于内眼角（睛明），斜行到颧部（颧髎）。

手太阳小肠经穴位主治耳聋、耳鸣、目黄、目赤肿痛、喜笑、健忘、产后无乳、少乳、乳腺炎、乳腺小叶增生症。

足太阳膀胱经，起于内眼角（睛明），上行于额部，与督脉交会于头顶；头顶部的支脉，循行到两耳上方；头顶部直行的经脉，进入脑内，联络脑；从脑内出来后，下行到项后（天柱），沿着肩胛内侧，并行于脊柱两侧 1.5 寸处，到达腰部，从脊柱两旁的肌肉进入腹腔内，联络肾和膀胱；腰部的支脉，向下沿着脊柱两侧循行，贯穿臀部，经承扶穴过大腿的后侧，进入腘窝（委阳）；背部的支脉，从肩胛骨内缘距离脊柱 3 寸处向下循行到秩边，经臀部的环跳穴，沿着大腿后侧下行，与从腰部而来的支脉会合于腘窝；从此向下，经过小腿后面（承山）、外踝之后（昆仑），沿着足背外缘，循行至足小趾外侧端（至阴）。

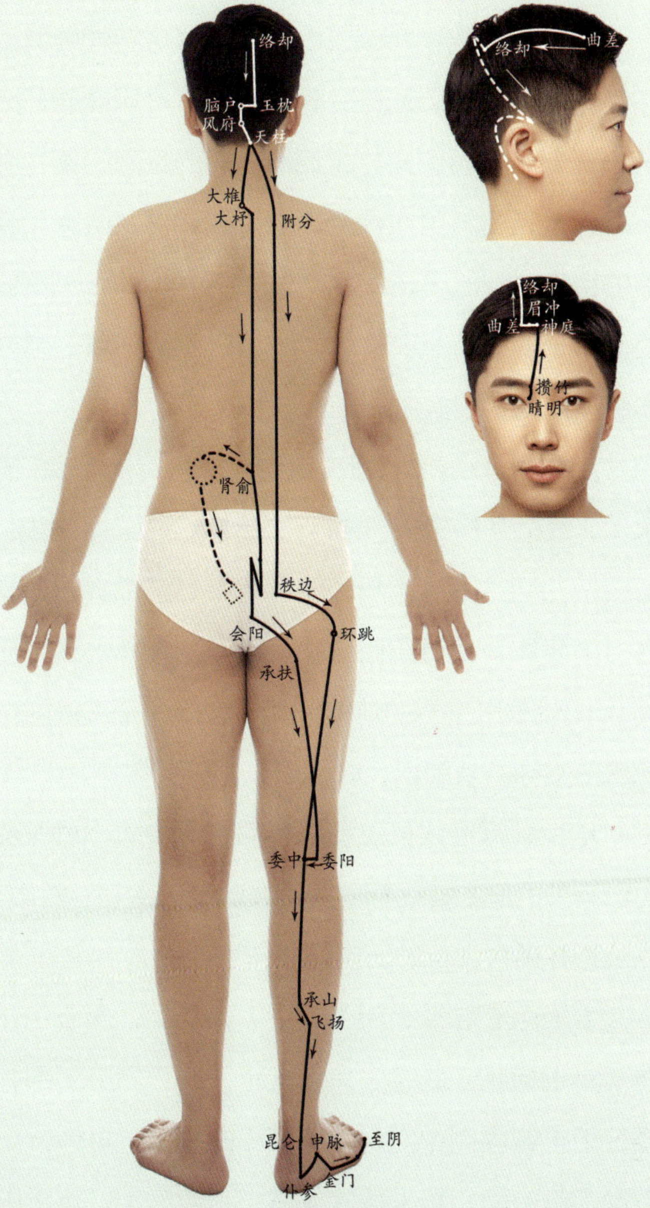
络却
脑户
玉枕
风府
天柱
大椎
大杼
附分
肾俞
秩边
会阳
环跳
承扶
委中
委阳
承山
飞扬
昆仑
申脉
至阴
仆参
金门
络却
曲差
络却
眉冲
曲差
神庭
攒竹
睛明

足太阳膀胱经

足太阳膀胱经穴位主治头面五官病、脏腑病症和经脉循行部位的筋肉、骨骼、关节疼痛性病症。第一至五胸椎两侧穴位主治心、肺的疾病，第六至十二胸椎两侧穴位主治肝、胆、脾、胃、胰腺等脏腑的疾病，腰椎、骶椎两侧穴位治疗肾、膀胱、大肠、小肠、子宫、卵巢、输卵管、前列腺、精囊、睾丸等脏腑、器官的疾病。

足少阴肾经，起于足小趾之下，斜行于足心（涌泉），经舟骨粗隆下、内踝后侧（太溪），沿小腿、膝关节（阴谷）、大腿内侧后缘上行，贯脊柱，属肾，络膀胱；直行的经脉，从肾循行到肝，穿过横膈，进入肺中，再沿喉咙向上循行，止于舌根两旁；胸部的支脉，从肺出，联络于心，注于胸中。

足少阴肾经穴位主治妇科病、男科病、肾病及与肾有关的肝、心、肺的病症，咽喉、舌、耳疾病，以及经脉循行部位的筋肉病症。

手厥阴心包经，起于胸中（天池），属心包，向下穿过横膈，联络三焦；支脉，出于侧胸上部，循行于上臂内侧中间，入肘窝（曲泽），再循行于前臂内侧中间，经大陵穴入掌心（劳宫），止于中

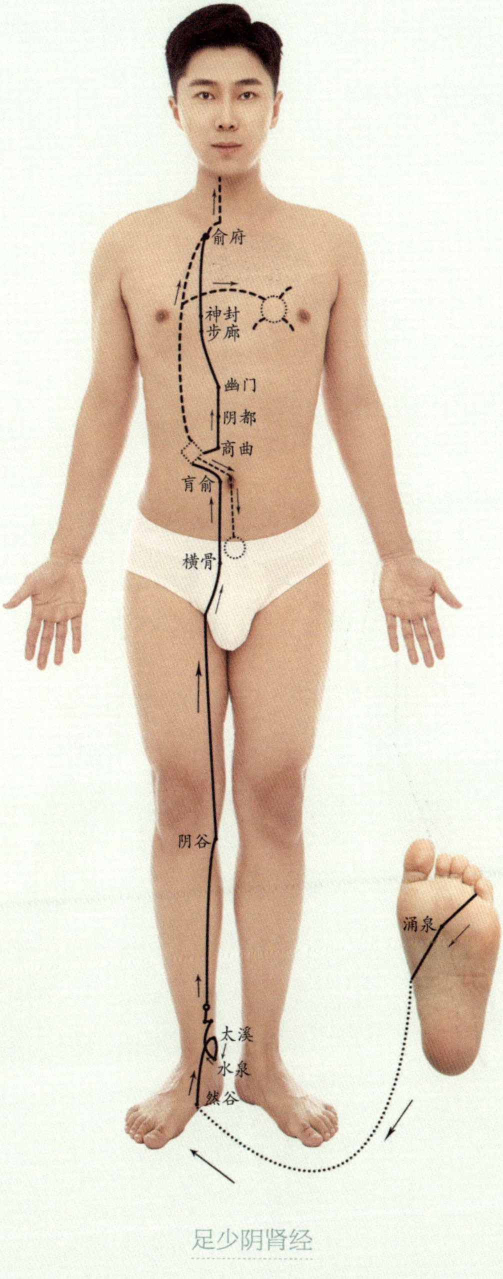


足少阴肾经

指端（中冲）；支脉，从掌心（劳宫）分出，止于无名指末端（关冲）。

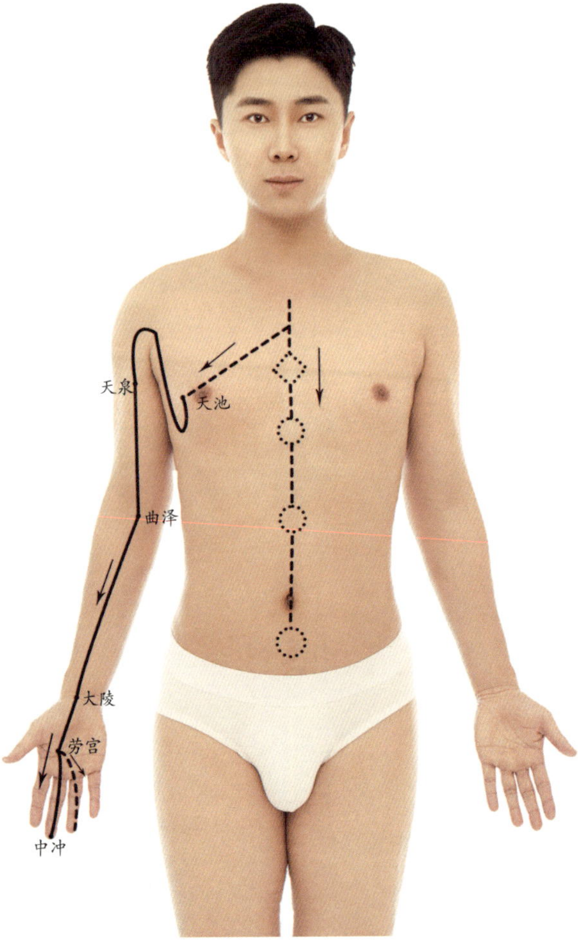


手厥阴心包经

手厥阴心包经穴位主治胸闷、冠心病、心悸、怔忡、烦躁、失眠、多梦、喜笑不休、昏厥、中风后言语不清、胃痛、呕吐、呃逆、嗳气、口疮、口臭、口腔溃疡及经脉循行经过部位的其他病症。

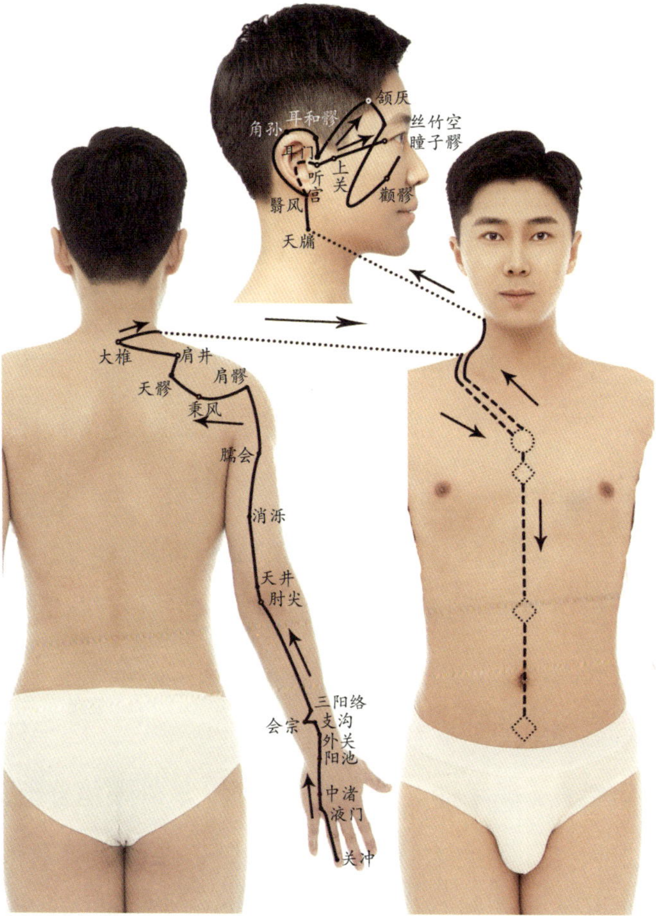


手少阳三焦经

手少阳三焦经，起于无名指末端（关冲），循行于手背无名指、小指之间（液门、中渚），经过腕关节背部（阳池），行于上肢外侧中间，到达肩部（肩髎），交会于督脉的大椎穴，向前进入缺盆中，布于胸中，散络心包，再向下穿过横膈，遍属三焦；支脉从胸中分出，向上循行，出于缺盆，循行到项部、耳后（翳风），出于耳上角（角孙），再到面颊、目下；支脉从耳后进入耳中，出耳后行于耳前，经面颊（胆经的上关穴），至外眼角（胆经的瞳子髎穴）。

手少阳三焦经穴位主治头痛、目赤肿痛、耳聋、耳鸣、咽喉肿痛、腮腺炎、疟疾及经脉循行经过部位的其他病症。

足少阳胆经，起于外眼角（瞳子髎），上到额角，后至耳后（风池），经项部，交会于督脉的大椎穴，循行于肩部（肩井），入于缺盆；耳部支脉，从耳后进入耳中，出而行于耳前（听会），终于外眼角后方（瞳子髎）；外眼角支脉，从外眼角分出，下走大迎，再上达目下，下至颊车，由颈部向下，与前脉会合于缺盆；从缺盆发出的内行支脉，从缺

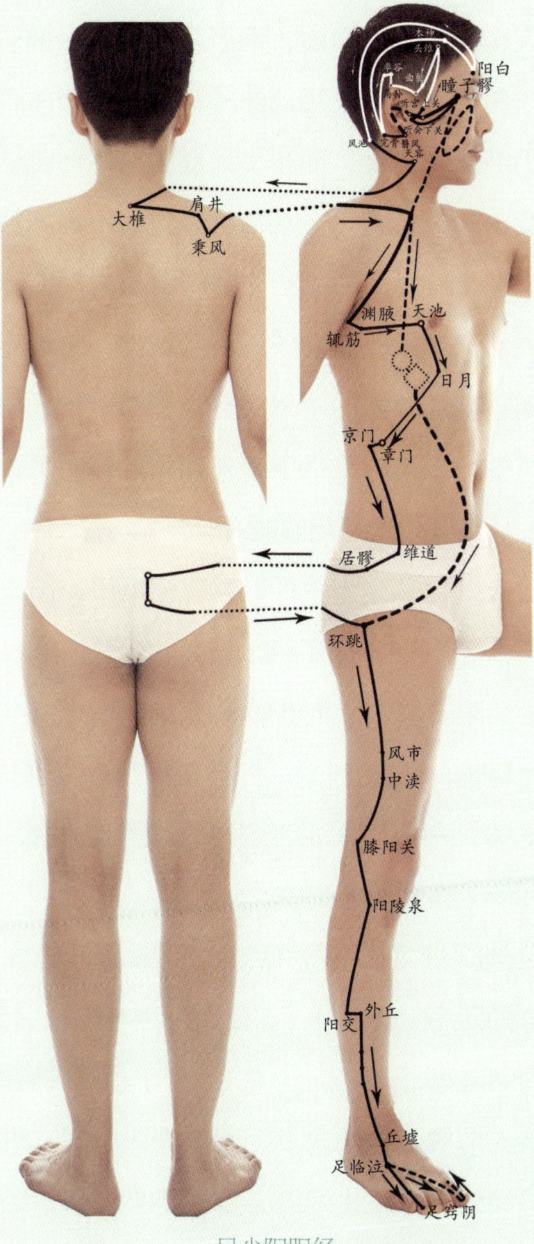
本神
头维
率谷
曲鬓
阳白
瞳子髎
听宫
上关
听会
下关
风池
完骨
翳风
天容
肩井
大椎
秉风
渊腋
天池
辄筋
日月
京门
章门
居髎
维道
环跳
风市
中渎
膝阳关
阳陵泉
外丘
阳交
丘墟
足临泣
足窍阴

足少阳胆经

盆进入胸中，穿过横膈，络于肝，属胆，循行于胁肋内，向下到达腹股沟动脉搏动处而出于体表，再环绕阴毛上方边缘，横行贯入髋关节（环跳）；从缺盆发出的外行直脉，从缺盆经过腋下（渊腋、辄筋）、胸（日月）、季胁（京门）与内行支脉会合于髋关节，然后一起向下沿着大腿外侧（风市）、膝外侧、小腿外侧的中间循行到外踝前（丘墟），沿足背循行于第四趾爪甲根外侧（足窍阴）；足背分支，从足背分出（足临泣），循第一、二跖骨间，出于足大趾之端（大敦），再绕穿爪甲，出于足大趾背部丛毛，交接于足厥阴肝经。

足少阳胆经穴位主治偏头痛、青光眼、白内障、近视、耳聋、耳鸣、咽喉肿痛、肝胆病、高脂血症、高血压病、失眠、肋间神经痛、盆腔炎、月经失调、月经过多、高催乳素血症。

足厥阴肝经，起于足大趾背部丛毛边缘（大敦），经足背（太冲）、内踝前（中封），上行于小腿内侧前缘，于内踝上8寸处，行于小腿内侧中间，经过膝关节内侧（曲泉）、大腿内侧中间，进入阴毛中，经外阴（外生殖器），抵于小腹部，经肚脐

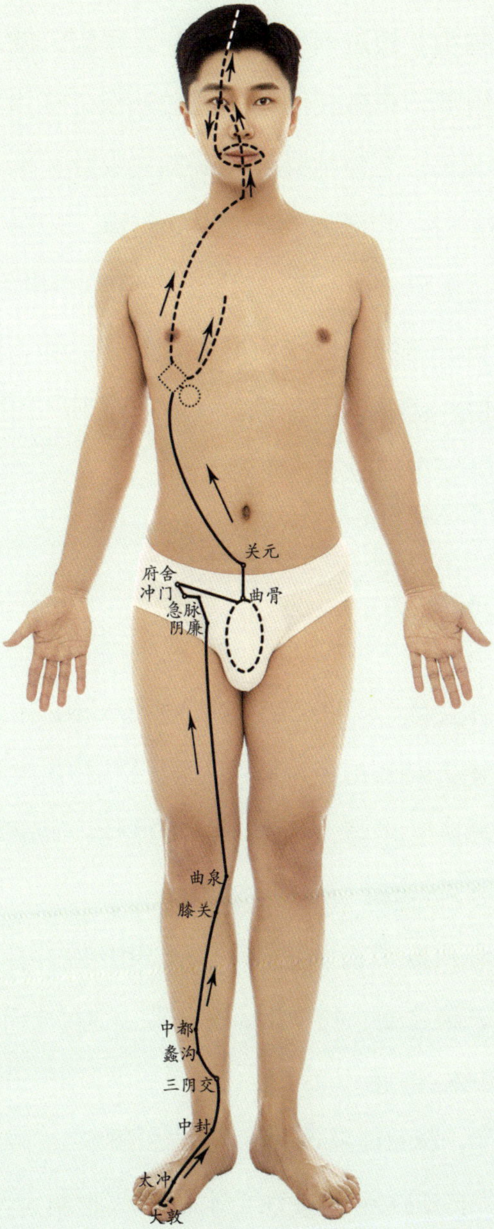


足厥阴肝经

两侧，并行于胃的两侧，属肝，络于胆，向上穿过横膈到胸部，布散于胁肋，经过咽喉，连目系，上行出于额部，与督脉交会于巅顶；支脉，从目系分出后，向下经过面颊，环绕唇内；支脉，从肝分出后，向上穿过横膈，注于肺中，交接于手太阴肺经。

足厥阴肝经穴位主治肝胆、脾胃、肺、肾等脏腑病，目、咽喉、耳等五官病症，妇科病、男科病，以及经脉循行部位的病症。

## 奇经八脉

人体经脉包括十二经脉和奇经八脉，十二经脉前已讲述，何谓奇经八脉呢？奇经八脉是指督脉、任脉、冲脉、带脉、阴维脉、阳维脉、阴跷脉和阳跷脉共 8 条经脉。

奇经八脉不属于脏腑，也无表里属络关系，但与奇恒之腑之脑、髓、骨、脉、胆、女子胞相联系。督脉、任脉、冲脉皆起于胞中，同出于会阴，故称“一源三歧”。督脉能够调节全身阳经的脉气，故称“阳脉之海”；任脉能够调节全身阴经的脉气，故称“阴脉之海”；冲脉能够调节十二经脉的气血，故称“十二经脉之海”。

关于奇经八脉的循行，除带脉横向循行外，其余均为纵向循行，奇经八脉纵横交错地循行、分布于十二经脉之间。任脉循行于人体前面正中，督脉循行于人体后面正中，犹如人体之“子午线”。

督脉，起始于胞中，出于会阴部，向后沿着脊柱上行，依次穿过骶部、腰部、背部和项部，到达头部，入络于脑，循行到巅顶，向前到前额、鼻，最后至上唇，交会于胃经和任脉。督脉穴位主治鼻塞流涕、咽喉疼痛、咽干，腰脊强直、角弓反张、腰部酸冷、癫痫、晕厥、高热昏迷，发热、寒热往来、疟疾、潮热盗汗，便秘、泄泻、大便失禁、痔疮、脱肛，遗尿、尿潴留、尿失禁，月经不调、痛经、闭经、阳痿、遗精、早泄、不射精、不孕、不育，前阴痛、阴茎及睾丸痛、疝气。

任脉，起始于胞中，出于会阴部，向上沿着腹内正中线，经过下腹部、肚脐、上腹部、胸部，到达咽喉，再向上环绕口唇，经过面颊部，到目下。任脉穴位主治咽干口燥、咽喉肿痛、失音、口歪、流涎、失语，癫痫、咳喘、胸腹拘急胀满、寒凉不适、胃脘痛、便秘、泄泻、大便失禁、痔疮、脱肛，遗尿、尿潴留、尿失禁，月经不调、痛经、闭经、阳痿、遗精、早泄、不孕、不育，疝气、前阴痛、阴茎及睾丸痛、子宫肿瘤。

冲脉，主干从小腹内胞宫浅出，与足少阴肾经、足阳明胃经相并而上行，抵于胸中，散布胸部；分支一从胸中分出后，上行到鼻、咽喉，并环绕口唇；分支二起于胞宫，出于气冲，循行于大腿、小腿内侧，到达内踝的后面，终于足下；分支三从小腿内侧循行到内踝，再到足背，终于足大趾；分支四从小腹分出，向内贯于脊柱，循行于腰背部。冲脉病症以生殖系统为主，如月经失调、不孕、滑胎，男女性征发育不全，女性如子宫小、阴毛稀少，男性如阴茎短小、睾丸小、胡须及阴毛稀少、阳痿、遗精、早泄、不育；肺系疾病如咳嗽、气喘、胸痛，心系疾病如精神分裂症、抑郁、焦虑、心悸、怔忡、自汗、盗汗，遗尿、尿失禁、尿潴留、尿频、尿急、尿痛等膀胱病症，胃痛、便秘、泄泻、痢疾、大便失禁等胃肠病症。

带脉，从季胁下而出，绕腰一周，前平脐，后平第二腰椎。带脉病症为小腹胀满、疝气、肾下垂、直肠下垂、腰部酸冷而腿软、下肢痿软不用，阳痿、遗精、早泄、精液减少症、精液不液化症、精冷不育，月经不调、月经过多、更年期综合征、盆腔炎、子宫下垂、不孕、女性性冷淡。

阴维脉，起于足少阴肾经的筑宾穴，沿下肢内侧上行，进入腹部，沿胁肋到达乳下的期门穴，向上穿过膈到咽部，至颌下廉泉穴而终。阴维脉病症为里证，如癫痫、失音、汗出、恶风、晕厥、闷闷不乐、焦躁不安、心胸满闷、胸胁支满、胃脘痛、心下痞满、食欲低、筋骨肉酸痛。

阳维脉，起于足跟外侧，向上与足少阳胆经并行，沿下肢外侧，上行至髋关节部，经过胁肋，上达肩部，至前额，再到项部，交会于督脉。阳维脉病症以表证为主，兼有里证，如恶寒、头痛、发热、寒热错杂、脊柱强直、腰痛，抑郁、焦虑、心胸满闷、自汗。

阴跷脉，从足少阴肾经分出，起自内踝下方的照海穴，沿下肢内侧上行，循行至前阴部，经腹部、胸部至颈部，循咽喉，经鼻旁，至目下，与阳跷脉交会于内眼角，终入于脑。阴跷脉病症为头昏、嗜睡、癫痫、中风偏瘫，咽喉疼痛、梅核气，嗳气、呕吐、反胃、黄疸、泄泻、便秘，小便淋沥、少腹胀痛、阴中痛，男子遗精、早泄，女子月经淋漓不断，手足麻痹拘挛，肢体内侧拘急而外侧弛缓，颈椎病、腰椎病、筋骨酸痛。

阳跷脉，从足太阳膀胱经分出，出于足跟部，沿外踝下方的申脉穴上行，经下肢外侧、胁肋部、肩部至项部、脑，终于内眼角。阳跷脉病症为失眠、癫痫、头痛，目赤肿痛、耳聋、耳鸣、鼻病，中风、手足麻痹拘挛、肢体外侧拘急而内侧弛缓，小腹胀痛、疝气，颈椎病、腰椎病、筋骨酸痛。

奇经八脉的作用，一是加强了十二经脉之间的联系，将部位、功能相关的经脉联系起来；二是调节十二经脉的气血，对十二经脉的气血有蓄积和渗灌作用。十二经脉如江河，奇经八脉犹湖泊。

奇经八脉有各自的循行路线、生理功能、病候和相关穴位，是经络系统的组成部分之一，其理论对于临床各科，尤其是妇科病、男科病的诊断、治疗有着重要的指导作用。

## 十五络脉

人体的经络包括经脉和络脉两大系统，而络脉又包括十五络脉、浮络和孙络。十五络脉是络脉的主体。何谓十五络脉？其功能如何？

十二经脉和任脉、督脉各自别出一条络脉，加上脾之大络，共计 15 条，合称为“十五络脉”，又称“十五别络”。十二经脉的络脉从本经肘、膝关节以下的络穴分出，然后走向相表里的经脉，即阴经的络脉走向阳经，阳经的络脉走向阴经。

任脉、督脉的络脉及脾之大络分布在头身部。此外，还有从络脉分出的浮行于浅表部位的浮络和细小的孙络。浮络在浅表，可以看到，在疾病发作时有迂曲的表现，点刺出血，可以治疗相关疾病；孙络极细，可以无限分下去，遍布全身，深入每个脏腑、组织、器官。

十二经脉的络脉，补充了十二经脉循行的不足，加强了脏腑表里两经的联系，同时沟通了脏腑表里两经的经气，协调了相表里脏腑的功能。躯干部的任脉、督脉之络脉和脾之大络，分别沟通了躯干前面、后面和侧面的经气。由此可知，十五络脉扩大了穴位的主治病症范围。

## 经络的功能和作用

经络对人体非常重要，那经络有何功能和作用呢?

经络的功能和作用主要体现在三方面。

一是经络具有联系脏腑、沟通内外的作用。十二经脉者，在内联系脏腑，在外沟通肢节。人体由五脏六腑、四肢百骸、五官九窍、皮肉筋骨等脏腑、组织和器官构成，依靠经络的功能而维持生命活动。经络中的十二经脉、十二经别与奇经八脉、十五络脉，入里出表、通上达下，联系人体各脏腑、组织和器官；十二经筋，结聚于人体筋骨体系，构成空腔，保护脏器，使得脏腑、组织和器官得以正常运行，并使筋骨得以濡润，关节得以通利；十二皮部，以十二经脉为纪，覆盖于肢体筋肉之表，作为人体的屏障；浮络和孙络进入人体各细微部分，对人体各脏器起到充分的濡养作用。经络的联络沟通作用，反映出其具有传导功能。体表感受的外邪，通过经络可向内传于脏腑；而脏腑的生理功能失常，亦可通过经络传导而表现于体表，可见皮肤色泽、形态和温度的变化。

二是经络具有抗御病邪、保卫机体的作用。经络运行气血而使濡养物质到达周身各处，在内和调于五脏、洒陈于六腑，在外抗御病邪、防止外邪内侵。一旦外邪侵犯人体，必先舍于皮部；留而不去，内侵于浮络、孙脉；再留而不去，未能驱邪外出，则外邪进入络脉；若再失治、误治，则邪气留而不去，入舍于经脉，连及脏腑。

三是经络可以指导辨证归经、针灸治疗。辨证归经是指根据经脉、络脉、经筋的循行和病候，结合患者的症状、体征，以确定疾病所在经脉的方法。如头痛，痛在前额者归于足阳明经，取头维、内庭、厉兑针刺治疗；痛在两侧者归于手足少阳经，取中渚、侠溪、角孙针刺，关冲、足窍阴点刺出血治疗；痛在后项者归于手足太阳经，取后溪、申脉针刺治疗；痛在巅顶者归于督脉、足厥阴经，取百会、太冲针刺，大敦点刺出血治疗。项背、腰骶、臀腘、腿足皆痛，则归于足太阳经筋病症，取天柱、秩边、昆仑针刺，委中点刺出血加拔罐治疗。咳嗽、鼻塞、流清涕、胸闷，则归于手太阴经，取鱼际、列缺针刺，尺泽点刺出血加拔罐治疗。

## 人体四海

海，《说文解字》云“天池也，以纳百川者”，指江河之水汇聚之处。自然界有“四海”，人与天地相参，人体内也有“四海”。十二经脉可比作“十二经水”，十二经水汇聚之处即为“海”，“四海”即“髓海”“血海”“气海”“水谷之海”。四海理论是经络系统的重要组成部分，是从横向的角度认识人体经气的，四海是横向的经气运输通道或径路，是对头、胸和腹部功能的概括。

四海是髓、气、水谷、血的汇聚之处，其以水谷之海为气血生化之源，以气海为推动力之源，以血海为径路，以髓海为元神之府，共同参与十二经脉气血之运行，以维持人体正常的生命活动。四海有其相对应的穴位，水谷之海，上在气冲，下在足三里；血海，上在大杼，下在上巨虚、下巨虚；气海，前在人迎、膻中，后在风池、肺俞；髓海，为百会、风府。

随着人年龄增长，饮食、情志、起居调养不当，工作压力增大，四海也会出现功能失调。

髓海充足，则精神饱满，意识、语言清晰，视力、听觉敏锐，肢体灵敏。髓海有余，则表现为狂躁症状，打人毁物，登高而歌。髓海不足，则表现为眩晕、耳鸣、视物模糊、神疲乏力、懈怠安卧。取百会、风府针刺、推拿治疗。

气海充足，则气血运行正常，气息（呼吸）平稳。感受外邪或者痰瘀阻滞于气海，则表现为胸闷、气促、面赤。气海不足，则表现为声音低微、气短乏力、动则气喘。取人迎、膻中、风池、肺俞针刺、拔罐、推拿治疗。

水谷之海因风寒外感或饮食失宜（饮食生冷、油腻肥甘、辛辣油炸、过量或过少、毒物）而出现实证，则可见脘腹胀满，甚则脘腹疼痛、吐泻。水谷之海不足，则可见饥不欲食、饮食减少、脘腹膜胀、体瘦、神疲乏力。取气冲、足三里针刺、艾灸、推拿、拔罐治疗。

心主血，血海有余或不足会影响心主神和肢体运动功能。气血亏虚而致的血海不足，可见健忘、闷闷不乐、神疲静卧、心情抑郁和心灰意冷。由热邪亢盛，气血运行过速、侵犯心脑而致的血海有余，可见失眠、烦躁、易怒，甚则幻想、幻听、幻视、癫狂。取大杼、委中、上巨虚、下巨虚针刺、刺血治疗。

四海理论可以指导养生、预防疾病，平时注重修身养性、作息规律、劳逸结合，则可以保持体强魄健。

# 03

# 针灸治要

《黄帝内经》说："故圣人杂合以治，各得其所宜。故治所以异而病皆愈者，得病之情，知治之大体也。"人的先天禀赋、居住环境、饮食习惯和生活方式不同，以致产生不同的体质，而临床上治疗疾病需要根据病邪性质、病位所在、病证所属、体质所异，选择合适的治疗方法如中药、针刺、艾灸、拔罐、刺血、刮痧、贴敷、推拿和导引等，疾病才能向好的方向转化而痊愈。

"疾在腠理，汤熨之所及也；在肌肤，针石之所及也；在肠胃，火齐之所及也"，这句话是说我们要根据疾病不同的阶段、病位来选用不同的治疗方法。而每一种器具、方法都有它的发展历史和独特的技术要领，也有它特有的文化底蕴。自古以来有多种针具、灸具、罐具，其结构和规格不同，但每一种器具的制作工艺与材料都完美结合，这其中蕴含了工匠精神与文化。

本章即谈谈针灸器具，以及常用的操作方法。

## 古有九针

晋代皇甫谧所撰《帝王世纪》中有这样的传说，伏羲氏“尝味百药而制九针，以拯夭枉焉”。伏羲氏仰观象于天，俯观法于地，近取诸身，远取诸物，结合四时、五行和脏腑的生理、病理现象，制九针而疗百病。何为九针？九针是怎样发展来的？其形状如何？又能应用于哪些疾病？

九针的产生，取法于天地数理，从一始而到九止，针也各有所适宜，因此把针分成9种，称为“九针”。针具随着时代的变迁和生产力的提高而不断衍变、创新，砭石是针具的雏形或前身，始于新石器时代，最初的砭石较粗糙，常用于刺痈排脓、放血，山东、江苏、上海、浙江、广东一带发现的锥形砭石较多。随着社会的发展，出现了骨针、陶针和竹针，人类发明冶金术后，产生了铜针、铁针、金针和银针，近代、现代改进为不锈钢针。

《黄帝内经》中记载了9种不同形状和用途的针具，包括镵针、圆针、锃针、锋针、铍针、圆利针、

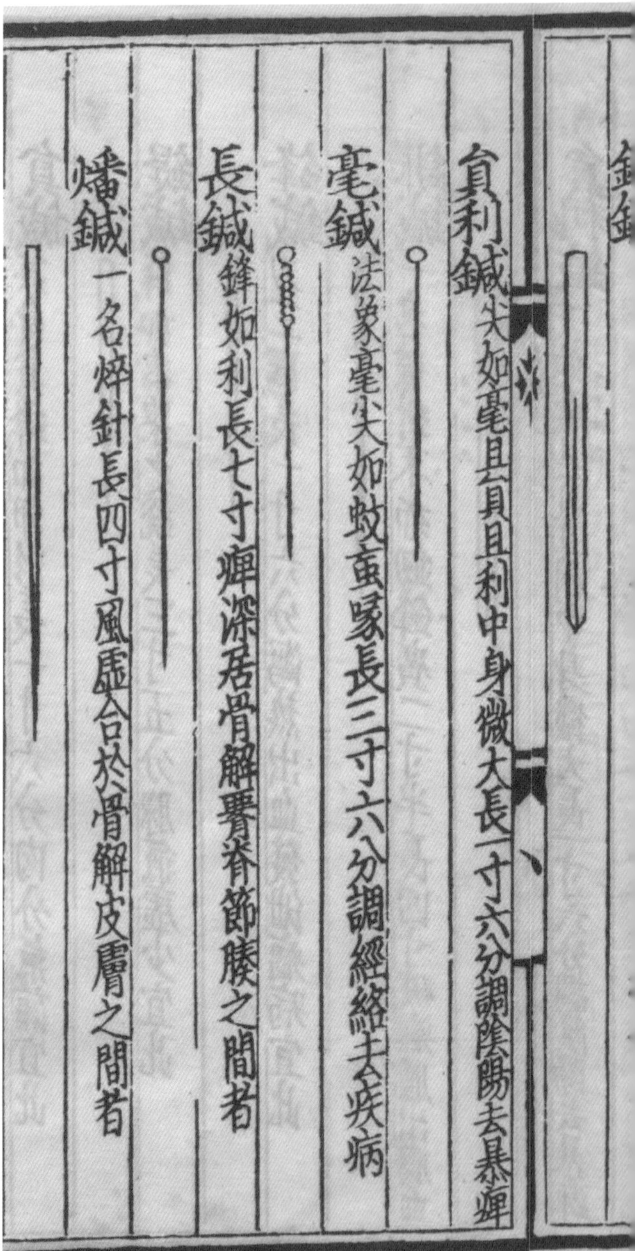
員利鍼尖如毫且員且利中身微大長一寸六分調陰陽去暴痺
毫鍼法象毫尖如蚊虻喙長三寸六分調經絡去疾病
長鍼鋒如利長七寸痺深居骨解腰脊節腠之間者
燔鍼一名焠針長四寸風虛合於骨解皮膚之間者

《济生拔萃》九针图形

# 鍼經摘英集　濟生拔粹方卷第三

## 九鍼式

鑱鍼平半寸長一寸六分其頭大末銳其病熱在頭身宜此

員鍼其身員鋒如卵形長一寸六分肉分氣滿宜此

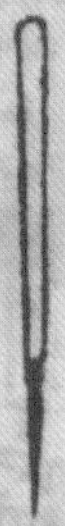

鍉鍼鋒如黍粟之銳長三寸五分脈氣虛少宜此

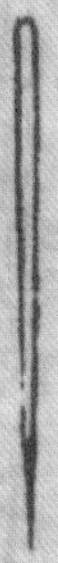

鋒鍼刃三隅長一寸六分瀉熱出血發泄痼病宜此

毫针、长针、大针。关于九针的形状，在元代杜思敬所辑的《济生拔粹》中载有九针图形。

镵针，长1.6寸，针头大，但末端尖锐，用于浅刺，可泻热邪。相当于今之皮肤针，也称为“梅花针”。

圆针，长1.6寸，针身呈卵圆形，用于按摩肌肉。相当于今之按摩用具。

鍉针，长3.5寸，针身较细，如农作物黍、粟之状，圆而略尖，用于按摩经脉。相当于今之按摩用具。

锋针，长1.6寸，三面有棱，易于刺破皮肤出血，治疗顽固性疾病。相当于今之三棱针，用于刺血。

铍针，长4寸，宽2.5分，形如剑，针尖锋利，用于痈疡，切开排脓。相当于今之外科器具。

圆利针，长1.6寸，针身略粗，针尖锐利，快速针刺，用于治疗急性痛症。

毫针，长3.6寸，针身长，针尖较细。今仍称毫针，规格多样，可用于内、外、妇、儿等各科病症。

长针，长7寸，针身细长，针尖锋利，用于肌肉丰厚处，多用于治疗慢性病。相当于今之芒针。

大针，长4寸，针身粗，针尖微圆，用于治疗关节积液。相当于今之火针。

在古代九针的基础上，现今使用的还有皮内针（也称为“揿针”）、小针刀、刃针、筋针等，针具类型和针刺技术也在不断丰富。临床可根据不同的病症和操作方法选择不同的针具，以提高疗效，缩短疗程，减少医疗费用。

## 毫针的构造与规格

现在大家最常看到的是应用毫针来治疗疾病，毫针的构造分为针尖、针身、针根、针柄、针尾5个部分。

毫针的规格是以针身的直径和长度来区分的，毫针的长度和粗细规格见表3-1、表3-2。

表3-1　毫针长度规格

| 规格/寸 | 0.5 | 1.0 | 1.5 | 2.0 | 2.5 | 3.0 | 3.5 | 4.0 | 4.5 |
| --- | --- | --- | --- | --- | --- | --- | --- | --- | --- |
| 长度/mm | 13 | 25 | 40 | 50 | 60 | 75 | 90 | 100 | 115 |

表3-2　毫针粗细规格

| 规格/号 | 26 | 27 | 28 | 29 | 30 | 31 | 32 | 33 |
| --- | --- | --- | --- | --- | --- | --- | --- | --- |
| 直径/mm | 0.45 | 0.42 | 0.38 | 0.34 | 0.32 | 0.30 | 0.28 | 0.26 |

一般临床以 28~30 号（直径 0.32~0.38 mm）和 1~3 寸（长度 25~75 mm）者最为常用。

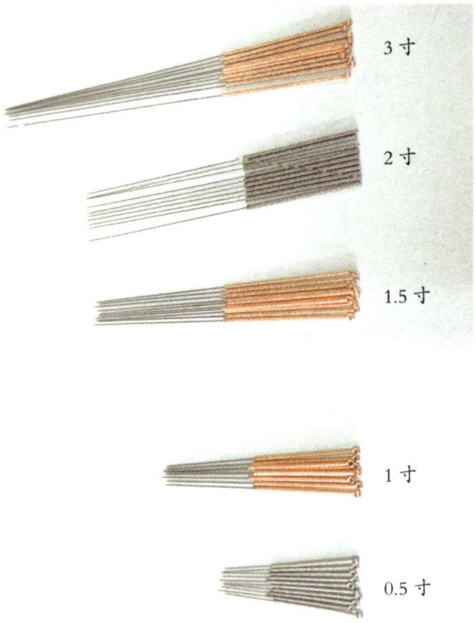


针灸针

## 进针法

临床上多右手持针，拇、食、中三指夹持针柄，如持笔状，故称右手为“刺手”。左手爪切、按压穴位，故称左手为“押手”。

进针法分为单手进针法和双手进针法。

单手进针法，右手拇指、食指持针，中指指端紧靠针尖部位，拇指、食指向下用力，快速将针刺入皮内。此法用于短毫针的操作。

双手进针法为刺手、押手协同操作，将针刺入皮下，分为指切进针法、夹持进针法、舒张进针法和提捏进针法。

指切进针法，左手拇指或食指爪甲切按在穴位旁，右手持针，快速将针刺入穴位。此法适用于短毫针的进针，常用在太阳、大椎、内关、曲池等穴位的进针。

夹持进针法，左手拇指、食指夹住针身下端，右手轻轻捻针柄，快速刺入穴位。此法适用于长毫针的进针，如足三里、丰隆、秩边和环跳等穴位的进针。

舒张进针法，左手拇指、食指将穴位处皮肤向两侧撑开，右手持针，快速刺入穴位。此法用于腹部或肌肉松弛部位的穴位，如天枢、中脘、大横、关元等。

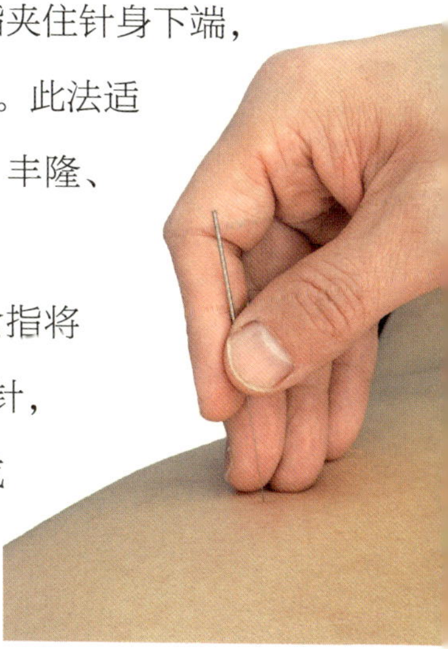

单手进针法

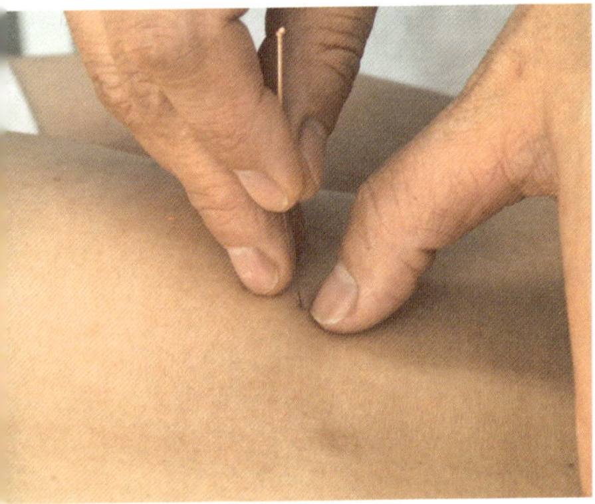

指切进针法

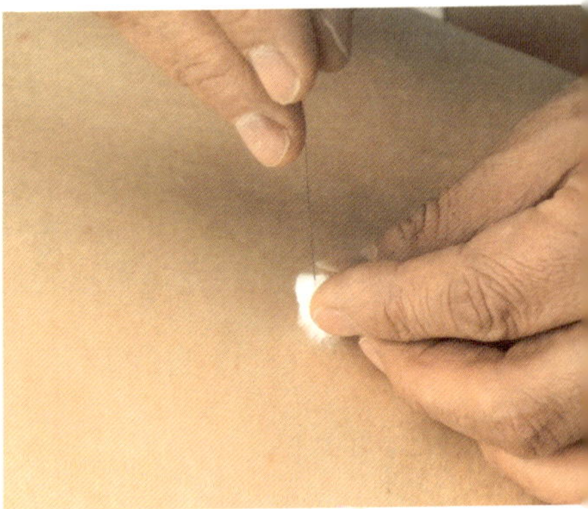

夹持进针法

提捏进针法，左手拇指、食指将穴位处的皮肤轻轻提起，右手持针，将针从穴位一侧快速刺入皮肤。此法用于肌肉浅薄部位的穴位，如印堂、阳白、地仓、颊车等。另外，需要一针透刺两个穴位时也用这种进针法。

## 针刺提插法和捻转法

针刺进针后要施以一定的行针手法，基本的手法有提插法和捻转法，这两种手法既可单独应用，又可结合应用。

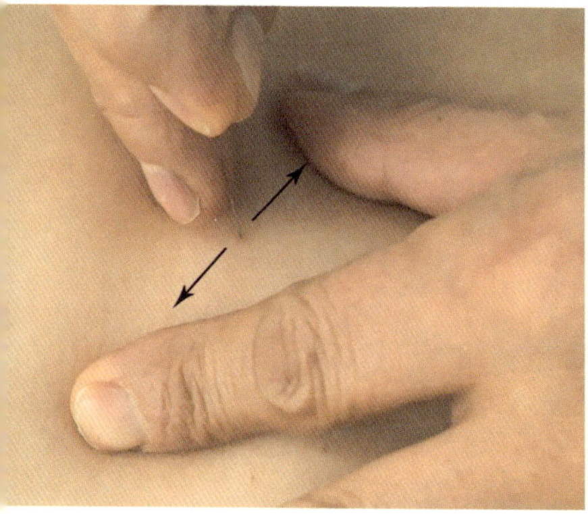

舒张进针法

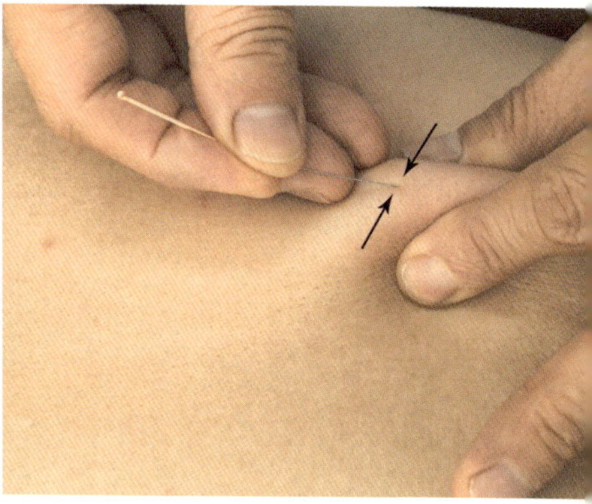

提捏进针法

提插法是进针后在穴位中进行的纵向操作，将针垂直于皮肤，行上提下插。针由浅层插入深层的操作谓之“插”，从深层提至浅层的操作谓之“提”，反复上提下插的操作即为提插法。提插的幅度、深度、频率和时间要根据患者的体质、病证、病位和穴位处筋肉厚薄程度而定。提插时要求指力均匀，幅度为 3~5 mm，频率为 60~90 次 / 分，针刺角度和方向一致。

提插补泻法：得气后，先浅后深、重插轻提为补法；先深后浅、轻插重提为泻法。

捻转法是在穴位中进行的横向操作，将针刺入穴位后，施以向前、向后的操作，拇指向前操作时为左转，拇指向后操作时为右转，反复横向、前后来回的操作即为捻转法。捻转的角度、频率和时间要根据患者的体质、病证、病位、穴位处筋肉厚薄程度而定。捻转时要求指力均匀，频率为60~90次/分，角度为120°~180°。切忌单向捻针，否则针身易被筋肉缠绕，引起疼痛和滞针，而使出针困难。

捻转补泻法：得气后，左转（拇指向前用力重）为补法，右转（拇指向后用力重）为泻法。

呼吸补泻法：在操作提插、捻转补泻法时，为了提高补泻效果，可以结合呼吸补泻法，即患者呼气时进针、吸气时出针为补法，吸气时进针、呼气时出针为泻法。

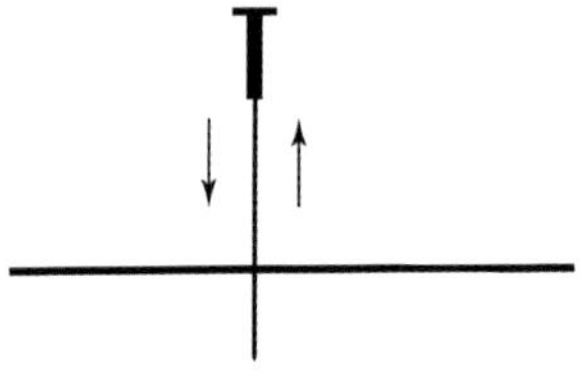
提插法

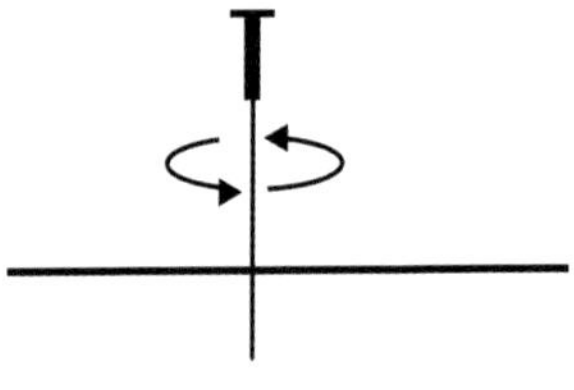
捻转法

## 针感

针刺入穴位后，施以基本的提插或捻转手法，医生和患者都会有不同的反应，即“针感”，也称为“得气”。

得气后患者会有什么反应呢？许多患者在针刺前对针灸只有“疼痛”这一种感觉的想象。其实，针刺后的感觉并非完全是疼痛，多数不痛，反而有愉悦感。患者的得气有多种表现，如穴位处有酸、麻、肿、胀、痒的感觉，病变处的症状有所缓解或消失，这是最常见的现象；也可以出现蚁行感，感觉像蚂蚁在皮肤表面爬行；还会有局部或病变部位发热，也可有跳动的感觉。还有患者针刺膝关节以下的穴位，腹部肠蠕动增强；针刺肘关节以下的穴位，胸闷、气短可缓解；针刺尺泽、神门、内关、秩边、承扶、委中、三阴交、太溪、照海等穴，麻传感可以放散至四肢末端。

针刺得气时，医生指下能体会到针下沉紧、涩滞或针体颤动。金元医家窦汉卿《标幽赋》中说“轻滑慢而未来，沉涩紧而已至”“气之至也，如鱼吞钩饵之浮沉；气未至也，如闲处幽堂之深邃”，这是对得气与否的形象描述。凡在针刺时，针下出现沉重、涩紧感，如鱼食钩饵、一沉一浮即为得气；凡针下出现轻松、滑慢感，手下如处于幽堂深处、空虚寂静为未得气。

得气迅速时疗效较好，预后也较好；得气较慢时效果差，预后也差。

为了尽快得气，治疗环境要温馨、安静，患者要心平气和，医生要心神合一、取穴准确，针刺的角度、深浅要适宜，手法也要得当。

## “烧山火”与“透天凉”

针刺施以补泻手法，可以起到扶正祛邪、补虚泻实的作用。对于寒证、热证，则有温热、散寒、清热的作用，直接体现在针刺局部或经络循行处、患病处可出现热感或凉感、温度升高或降低。如宋代医家窦材的《扁鹊心书》中记载，一人患鼻出血，日夜出血数升，服诸药均不效，窦材针刺其关元穴，刺入二寸，问患者针下是否有热感，患者回答小腹部感觉到温热，于是出针，鼻出血立止。

在临床上治疗疾病时，常用的会有热感、凉感的补泻手法是“烧山火”和“透天凉”，这两种操作属于大补大泻的针法，由于刺激量较大，所产生的温热度、寒凉度也较大，故名。

操作时环境宜安静，温度适宜；患者宜选择平卧位，以预防晕针。

烧山火：得气后，先将针刺入穴位的上 1/3（天部），行捻转或提插补法；再将针刺入中 1/3（人部），行捻转或提插补法；然后将针刺入下 1/3（地部），行捻转或提插补法，此为一度。如此反复操作三度，并在地部留针。在操作过程中，也可以配合呼吸补泻法中的补法，多用于治疗寒性关节筋肉疼痛、麻木，慢性虚损性脏腑病症等虚证、寒证疾病。

透天凉：得气后，先将针刺入穴位的下 1/3（地部），行捻转或提插泻法；再将针紧提至中 1/3（人部），行捻转或提插泻法；然后将针紧提至上 1/3（天部），行捻转或提插泻法，此为一度。如此反复操作三度，并在天部留针。在操作过程中，也可以配

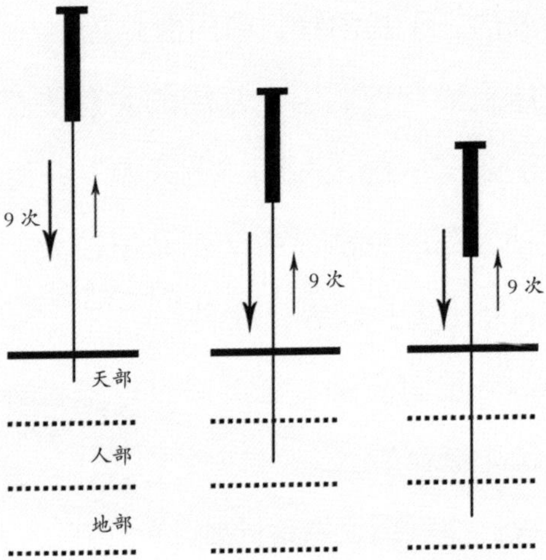


烧山火

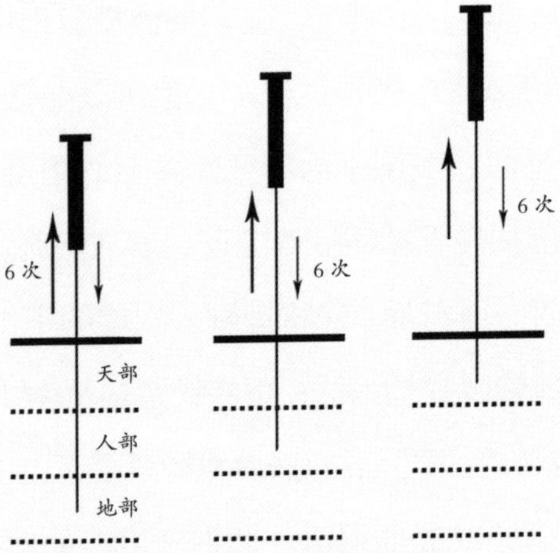


透天凉

合呼吸补泻法中的泻法，多用于治疗高热、热性关节筋肉疼痛、急性痈肿等实证、热证疾病。

## 从《艾灸图》说艾灸

《艾灸图》是北宋末、南宋初画家李唐以医事为题材的作品，描绘的是用灸法治疗背上痈疽的情景图，画中有6个人物。在乡村的树荫下，老农（患者）坦露上身，一农妇按住老农的身子，一男子紧紧抓住老农的一胳膊，另一男子则按住老农的另一胳膊，踩着老农的脚，躲在他人背后，不敢看老农的脸。老农瞪大眼睛，张大嘴巴呈呼喊状，可见他很痛苦，一村医坐在板凳上，艾灸老农背部的脓疮，另一村医则手拿膏药。此画为宋代艾灸治病的宝贵文献。

唐代文豪韩愈《谴疟鬼》中有诗句“灸师施艾炷，酷若猎火围”，在旅途劳顿之后，韩愈感染疟疾，这首诗是他在养病期间所作，形象地描写了艾灸治疗疾病的情景。北宋时期宋太祖、宋太宗也非常重视灸法。《宋史·本纪》记载：“太宗尝病亟，帝往视之，亲为灼艾。太宗觉痛，帝亦取艾自灸。”

宋太祖赵匡胤与他的弟弟赵光义感情深厚，赵光义生病了，赵匡胤去看望，亲自为弟弟艾灸治疗，弟弟觉得疼痛，哥哥就和弟弟一起艾灸，以此分担弟弟的痛苦。这就是“灼艾分痛”的由来，比喻兄弟友爱。

“针所不为，灸之所宜”，灸法是指将灸火施于穴位或患病处，通过经络、腧穴的传导作用，以防治疾病的一种方法。灸法有温经通络、散寒祛瘀、扶阳固脱的作用，特别是在预防保健方面，被大众广泛接受。

灸法可以分为艾炷灸和艾条灸两大类。艾炷灸又分为直接灸和间接灸，直接灸是将艾炷直接放在皮肤上施灸的方法；间接灸是在穴位或施灸处放置药物或药饼等隔离物，再放以艾炷的施灸方法，间接灸又分为隔姜灸、隔蒜灸、隔盐灸和隔附子饼灸。

隔姜灸：将生姜切成直径 1.5~2 cm、厚 0.2~0.3 cm 的薄片，针刺数孔，艾炷置于姜片上，点燃，一般灸 3~7 壮，或以皮肤红晕为度。患者感觉灼痛不可忍受时，将姜片上移，以免烫伤。此法用于治疗虚寒性疾病，如寒性呕吐、慢性泄泻、痛经、宫冷不孕、阳痿、遗精、早泄、精少、精液不液化症、风寒痹痛。

隔蒜灸：将大蒜切成直径 1.5~2 cm、厚 0.2~0.3 cm 的薄片，针刺数孔，施灸法同隔姜灸。大蒜对皮肤刺激性较强，灸后易起泡。此法用于治疗甲状腺肿大、腹中结块、疮疡初期。

隔盐灸：在皮肤与艾炷之间隔铺一层细盐，多用于脐窝部施灸。将细盐填平脐孔，再于盐上置一薄姜片，再置艾炷，加以施灸。此法常用于治疗急性寒性腹痛、吐泻、四肢厥冷和虚脱。

隔附子饼灸：用附子末和黄酒做成药饼，直径 1.5~2 cm，厚 0.2~0.3 cm，针刺数孔，上置艾炷，可灸 7~10 壮。附子辛温大热，有温肾补阳的作用。此法常用于治疗阳虚病症，如慢性泄泻、阳痿、早泄、宫冷不孕、不育、精液不液化症。

隔鳖甲灸：将鳖甲放于肚脐上，上置艾炷，可灸 7~10 壮。此法可用于治疗腹中疾病，如脂肪肝、肝硬化、子宫肌瘤、前列腺癌、直肠肿瘤等。

熏脐法：将适量药末（人参、炒白术、茯苓、肉苁蓉、淫羊藿、炙甘草各 6 g，丁香、肉桂各 3 g，

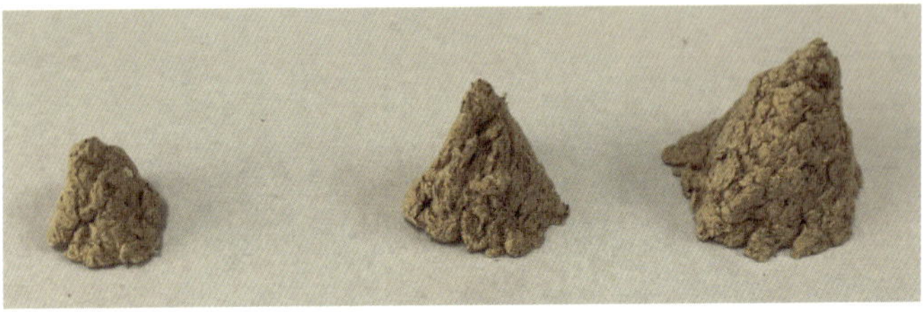

艾炷

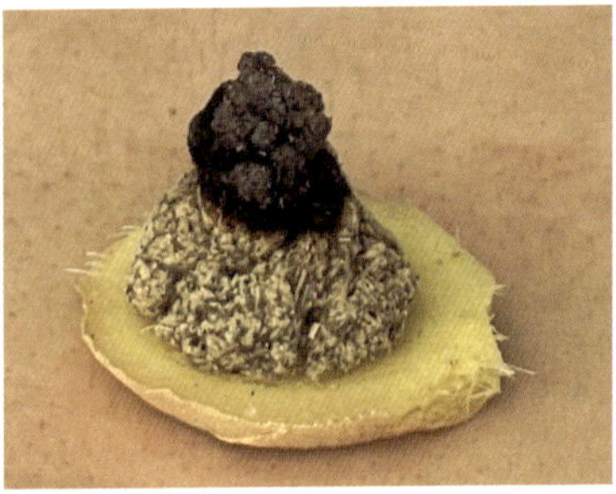

隔姜灸

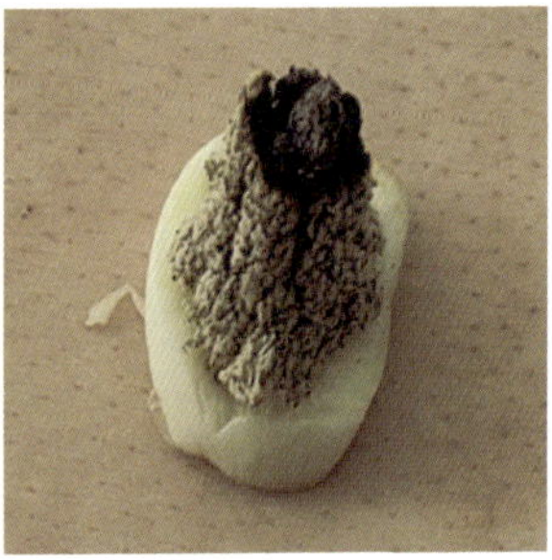

隔蒜灸

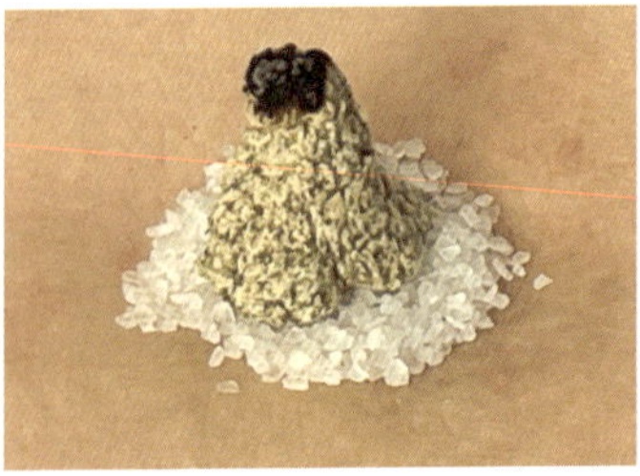

隔盐灸

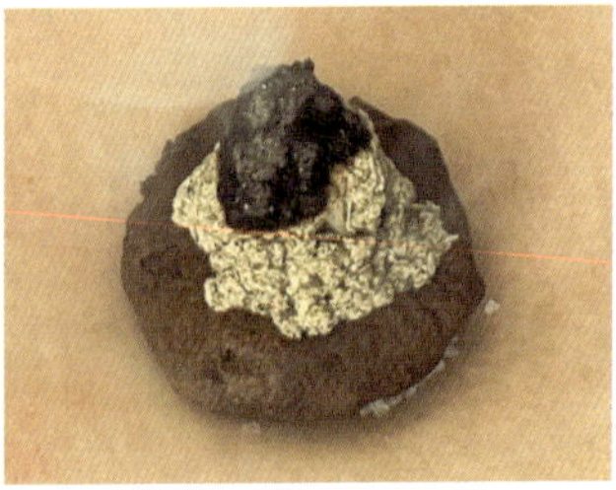

隔附子饼灸

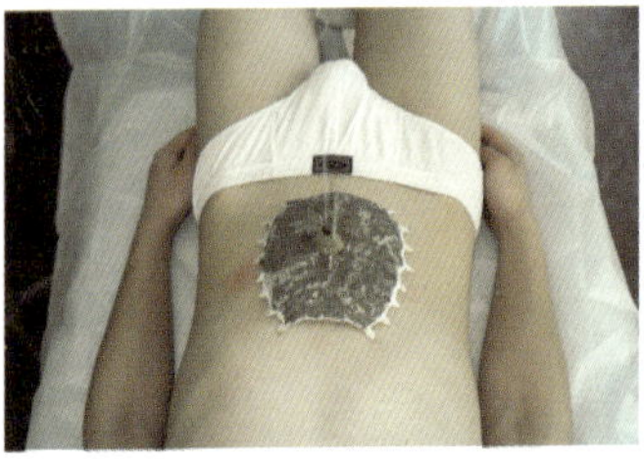

隔鳖甲灸

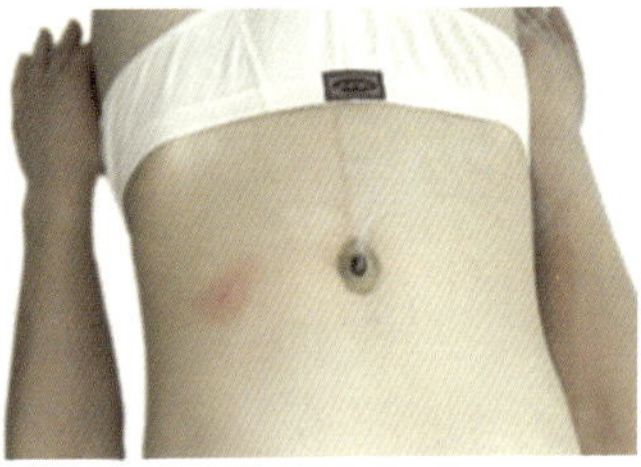

熏脐法

共研末）填于脐部，上置艾炷，加以施灸。此法有温补脾肾、扶正祛邪、延年保健的作用，用于体质虚弱者和老年人。

## 艾条温和灸

以艾绒为主要成分卷成的圆柱形长条称为“艾条”，其长短、粗细不一，短者也称为“艾段”。艾条灸是点燃艾条的一端，对着穴位或一定部位施灸的一种方法。艾条灸的常用方法为悬起灸，用于自我治疗、疾病预防和身体保健，分为温和灸、雀啄灸和回旋灸。温和灸多用于慢性病，雀啄灸、回旋灸多用于急性病。

温和灸：将艾条的一端点燃，对准穴位或患处，距皮肤 2~3 cm，每处灸 5~10 分钟，皮肤可出现红晕。对于老年人、小儿或皮肤知觉迟钝者，施灸者可将中指、食指分开，置于施灸部位的两侧，以便调节施灸距离，防止患者皮肤烫伤。

雀啄灸：点燃的艾条与施灸部位的皮肤距离不固定，如鸟雀啄食样操作。

回旋灸：点燃的艾条与施灸部位的皮肤距离保持不变，沿经脉方向或垂直经脉方向移动或旋转施灸。

此外，还有应用于家庭中的温灸器灸。常用的温灸器是温灸盒。施灸时，将艾绒或艾条装入温灸器，点燃后置于穴位或患处进行熨灸，一般每处灸 10~15 分钟。对小儿、妇女及畏灸者尤为适宜。

艾条

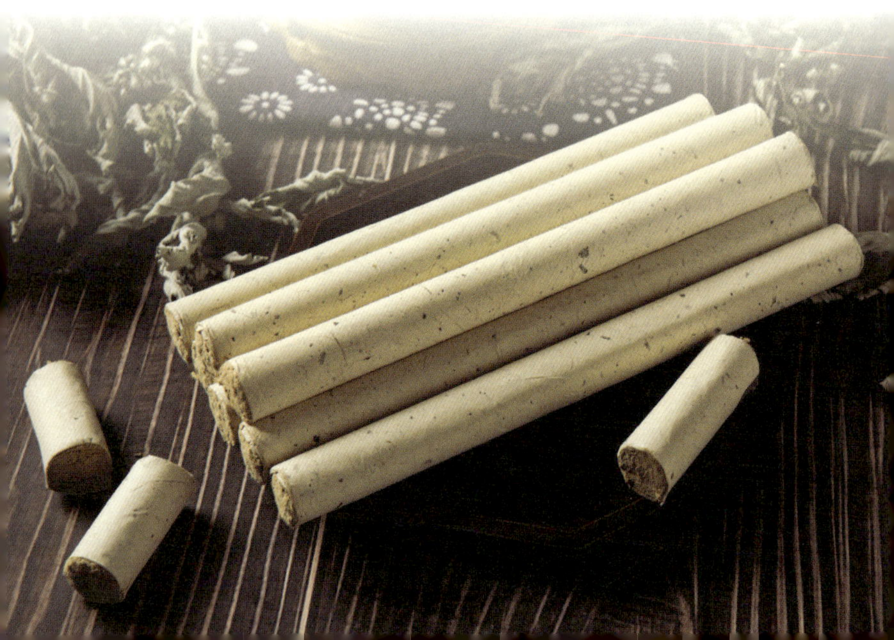

临床中还有一种灯火灸疗法，取灯心草（或线香）一段，蘸香油，点燃后迅速按于穴位上，并立即提起，可闻及“叭”的声音。每天或隔天灸 1 次。此法多用于治疗流行性腮腺炎（取角孙）、小儿慢惊风（取大椎）、疳积（取脾俞、胃俞）。

温和灸

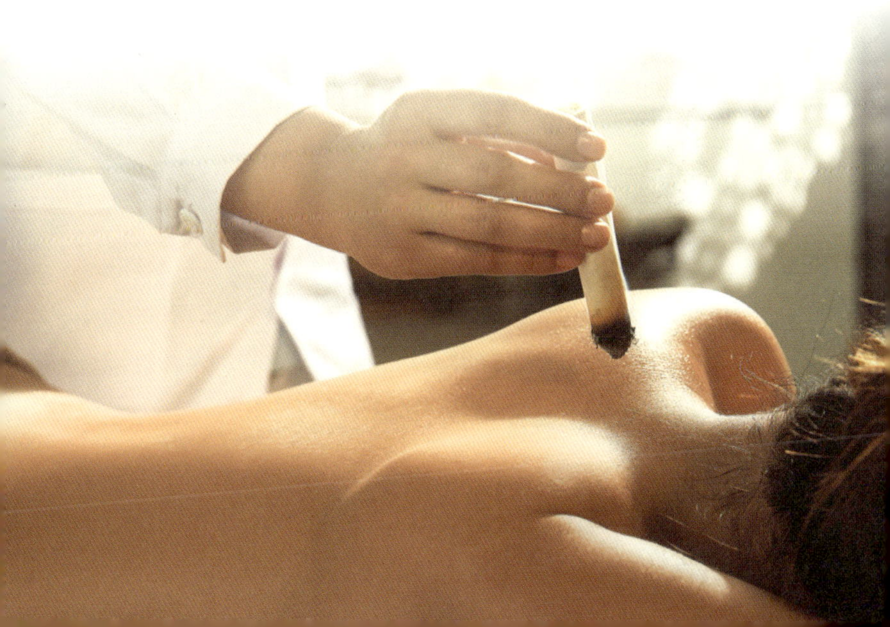

## 刺血疗法

高宗李治是唐代第三位皇帝，一日风眩（表现为头痛、头重、眩晕症状）加重，“苦头重，不能视”，侍医秦鸣鹤用刺血方法，在高宗头部取百会、脑户二穴出血，疗效快捷，高宗言“吾目似明矣”。此事记载见于北宋时期司马光主持编写的《资治通鉴》中。

唐代侍医秦鸣鹤治疗高宗头痛、眩晕运用的是刺血疗法。何为刺血疗法？刺血工具有哪些？刺法有哪几种？刺血疗法又适用于哪些病症呢？

刺血疗法是针灸学独特的治疗方法之一，是运用三棱针、毫针、采血针等针具，在血络或穴位上点刺出血，以祛除病邪、调节气血运行，从而达到防治疾病目的的方法。

毫针、采血针为现今常用的刺血器具，在紧急情况下，草茎、葱黄和瓷片也可应用，但最常用的为采血针，为了加大出血量，可以结合拔罐疗法。

刺法分为点刺法、散刺法和刺络法。

点刺法：取准穴位（或部位），消毒，执笔样握持一次性采血针，将其快速刺入皮肤，随即出针，即可出血数滴，然后用消毒棉签按压针孔。此法开窍止痛、清热解毒，可用于多个部位的穴位，如井穴、十宣、气端、耳尖、太阳、印堂、大椎、曲泽、委中等穴或扭伤局部，治疗晕厥、头痛、咽喉肿痛、热病、高血压病和肢端麻木等。

散刺法：根据病变部位的不同，可刺5~10针，由外缘向中心点刺，点刺深浅根据肌肉厚薄、血管深浅而定。此法通经活络、活血化瘀、消肿止痛，可用于局部瘀血、血肿或顽癣等皮肤病。

刺络法：先用压脉带结扎穴位（或部位）的近心端，消毒穴位后，将一次性采血针对准穴位（或部位）处的络脉，快速刺入，然后立即出针，即有血液流出，血尽而止后，再用消毒棉签按压针孔片刻。此法清热解毒、祛瘀消肿，可用于曲泽、委中等四肢部位的穴位，治疗急性吐泻、中暑、高热、下肢静脉曲张、肢端麻木、蛇虫咬伤、食物中毒等。

刺血疗法适用于常见的实证、热证及瘀血、疼痛性病症，也适用于慢性病、跌打损伤等。

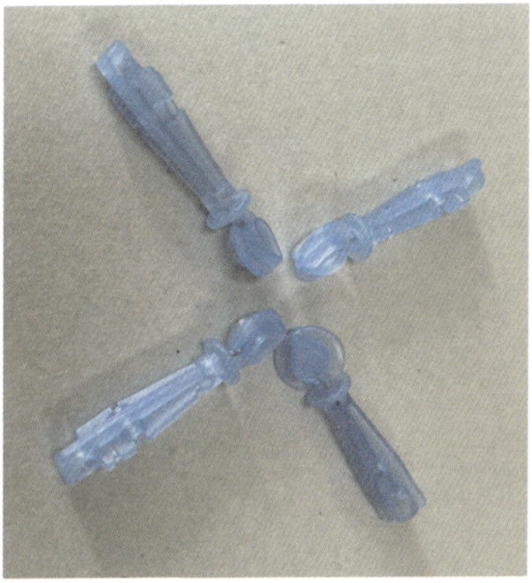

一次性采血针

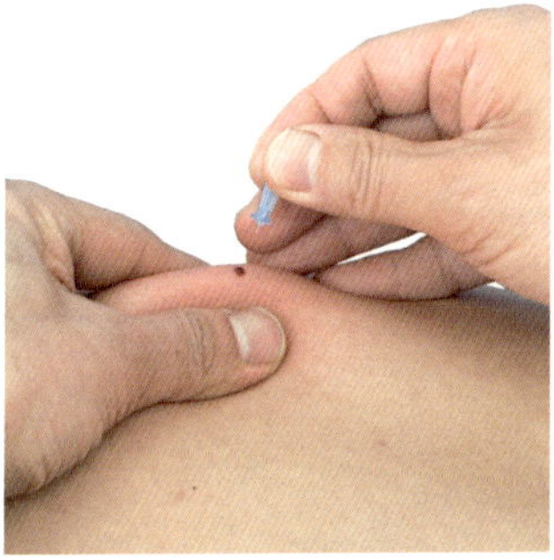

点刺法

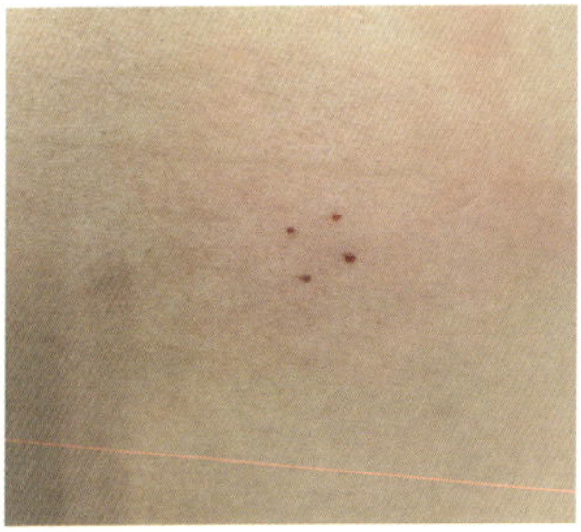

散刺法

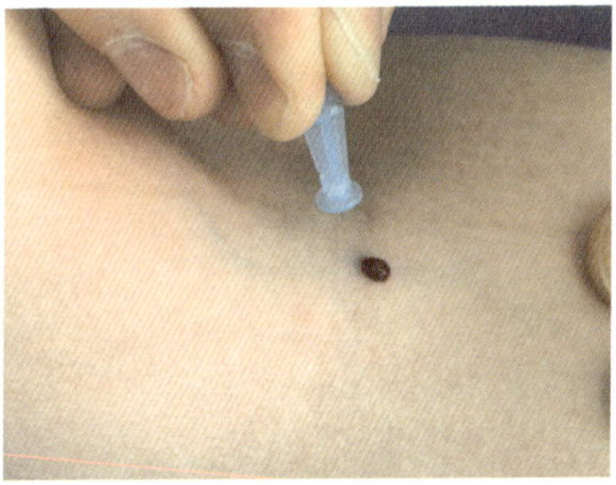

刺络法

但刺血疗法也有禁忌证，如患者在大醉、大怒、大劳、新饱、大饥、大渴、大惊时禁刺，传染性疾病者、凝血机制障碍者、体质虚弱者及低血压者也要禁刺，动脉、深层大静脉、邻近部位有重要脏器处均要慎刺。

## 拔罐法

常言道“扎针拔罐子，病好一半子”，可见拔罐的疗效确切，人们也乐于接受这种治疗、保健方法。那么，火罐有哪几种？如何拔罐？拔罐适合哪些疾病呢？

拔罐法，古称“角法”（因多用动物的角操作），是借助火力排出火罐中的空气，造成负压，使火罐吸附在皮肤上，造成皮肤瘀血，以防治疾病的一种方法。

火罐的种类有竹罐、玻璃罐等，以玻璃罐最为常用，玻璃罐透明，可以看出局部皮肤的瘀血程度。

闪火法：用镊子夹住棉球，蘸上95%的乙醇，点燃，在罐内中段快速绕1~2圈，迅速抽出，将罐扣在施术部位上，留罐2~5分钟。闪火法是最常用的拔罐方法，根据患者病情和拔罐处筋肉面积，一次可以用多个火罐，从上向下依次拔罐。

起罐法：待罐内皮肤出现瘀紫（罐痕）时，即可起罐，起罐时操作者一手握住火罐，一手按压罐

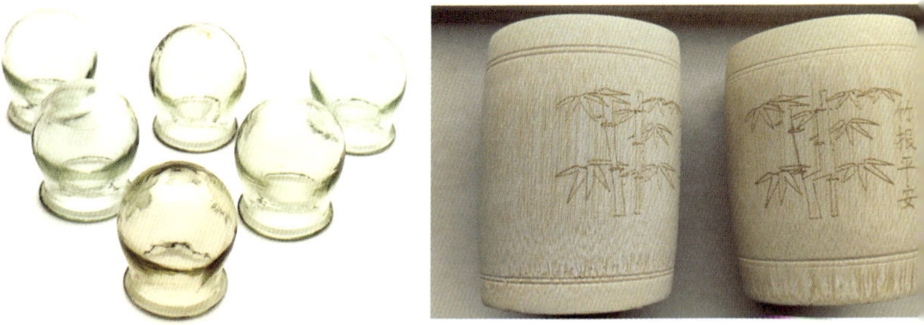

玻璃罐、竹罐

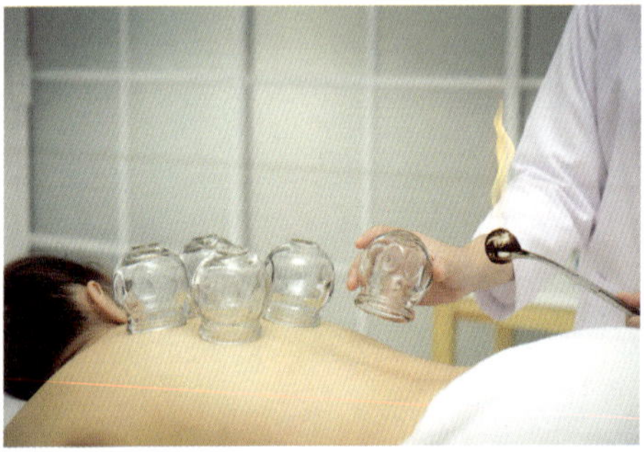

闪火法

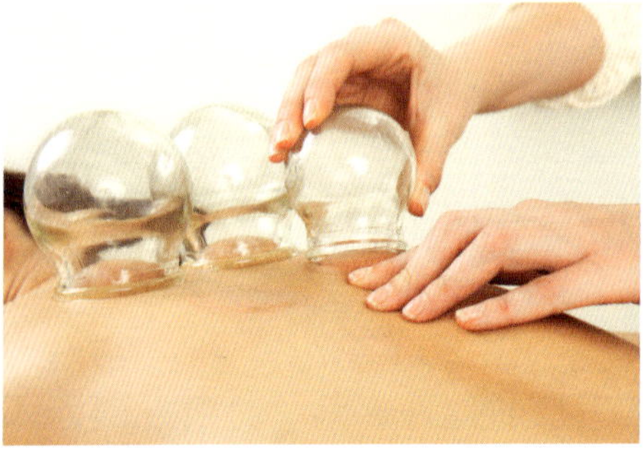

起罐法

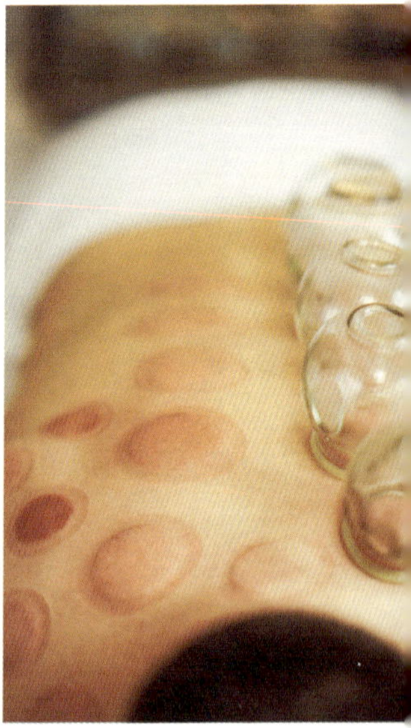

罐痕

边皮肤，罐外气体进入罐内，火罐即能脱下，切记不可硬拔或旋转拿下火罐。

走罐法：用于背腰部，先在背腰部和罐口涂上润滑油或水，作为润滑介质，将玻璃罐拔在患者脊柱一侧的上部，操作者一手握住罐底，稍倾斜，慢慢推动火罐，在皮肤表面上下或左右来回推拉数次，以皮肤潮红为度。

闪罐法：将火罐拔在穴位或部位上后又立即取下，再迅速拔上，多次拔上取下，取下再拔，以皮肤潮红为度。可以用 2 个罐子，两侧穴位同时进行，应用于多个穴位。此法常用于治疗皮肤麻木、疼痛或脏腑功能性疾病。

## 药物贴敷法

药物贴敷法，是用一种或多种药物贴敷于穴位或患处以防治疾病的方法，也称“穴位贴敷法”。它是利用药物刺激穴位，从而起到药效、穴效的双重作用。药物贴敷法适用的病症较多，外感病、内伤病均可，既可治疗慢性病，又可治疗一些急性病症，还可用于预防保健。

将带有刺激性的药物贴敷穴位，可以引起穴位及其周围发泡、化脓如“灸疮”，称为“天灸”“自灸”，也称“发泡疗法”。如蒜泥灸、细辛灸、天南星灸和白芥子灸。

将药物研末，贴敷于肚脐（神阙穴），通过脐部吸收、刺激脐部以防治疾病的方法，称为“敷脐疗法”。

药物贴敷法的穴位选择与针灸疗法选穴是一致的，是以脏腑、经络为基础，通过辨证、辨经选穴，力求少而精。

常用的单味中药有葱白、丁香、肉桂、胡椒、蒜、细辛、天南星、白芥子、吴茱萸、五味子、煅龙骨、淫羊藿、蛇床子、小茴香、滑石、芒硝和莱菔子。

贴敷后需要将药物固定3~4小时，甚至更长时间。对于寒证、虚寒证患者，敷药后可在药上热敷、温熨或艾灸，以提高疗效。

对皮肤刺激性小的药物，每隔1~3天换药1次；刺激性大的药物，应视患者的体质、发泡程度确定贴敷时间，数分钟至数小时。

我们常见的穴位贴敷有三伏贴和三九贴。

三伏天（初伏、中伏和末伏）是一年中气温最高的时期，在小暑和处暑之间（小暑、大暑、立秋、处暑）。

三伏贴主要用于“冬病夏治”。“冬病”是指好发于冬季或冬季症状加重的疾病，如体虚感冒、过敏性鼻炎、慢性支气管炎、支气管哮喘、风湿或类风湿性关节炎及慢性腹泻等病，多属于中医学的虚寒性病症。“夏治”是指借助夏季阳气旺盛的优势，应用中药、针灸、拔罐和食疗的方法以扶助人体阳气，防治虚寒性病症。将中药研末，做成药膏，贴敷于相关穴位，在三伏天应用则称为“三伏贴”，由于易于实施、疗效确切，三伏贴已是冬病夏治最为常用的外治方法。

三九天是冬至后的第三个“九天”。此时应用散寒温补的中药贴敷穴位，称为“三九贴”，此法可以起到预防、治疗阳虚证、虚寒证疾病的目的。三九贴与三伏贴配合应用，可以提高、巩固疗效。

# 04

# 一穴除疾

在医院针灸科门诊中可以见到这样的情况，一人昨夜开窗而睡，早上起床后项部疼痛，颈项部难以左右转动，低头、抬头也困难，这就是落枕，针刺手背的外劳宫穴（落枕穴），一针下去，捻转针柄，同时让患者转动颈项，5分钟后活动基本如常，可谓“效如桴鼓”，亲眼所见者常感叹针灸竟有如此“神奇”的即时疗效。

人体穴位数量众多，每个穴位的主治病症与其所在部位、经脉有关。纵览古今穴位记载，经过大量、反复的临床实践，可从其主治范围中概括、提炼出治疗效果较好的一种或几种病症。明代多部医书中记载有“四总穴歌”，即“肚腹三里留，腰背委中求，头项寻列缺，面口合谷收”，就是对足三里、委中、列缺、合谷这四个穴位主治的总结。腹部的病症如胃炎、胃溃疡、肠炎和便秘取足三里穴治疗，腰背部的筋膜炎、腰椎间盘突出症、急性腰扭伤、肾炎、尿潴留、遗尿和尿失禁取委中穴治疗，头项部的落枕、颈椎病取列缺穴治疗，面部的牙痛、面瘫和三叉神经痛（下颌支）取合谷穴治疗。

本章即按照头面、上肢、下肢、腰背、胸腹部的顺序介绍对某种或某些病症有特殊作用和确切疗效的37个穴位。

## 醒脑苏厥——水沟

诊室外面传来一阵吵闹声，循声赶去，一问方知是一对夫妻因为家事争吵，女方忽然晕倒在地。妇女 40 岁左右，面色㿠白。便问其丈夫，“她平时有什么病？”丈夫一脸懊悔地说：“她平时身体不错，就是脾气不好，爱生气争吵。”此为晕厥，医生急忙喊人把患者抬进诊室，让其平躺，针刺水沟穴（人中穴），采用强刺激手法，片刻，妇女慢慢睁开了眼睛，接着喝了些温开水。10 分钟后，妇女面色转红润，心情平静，夫妻二人便离开了。

此病患属于中医“厥证”范畴，也称为“晕厥”。本病多因暴怒、卒惊、跌仆创伤、劳倦过度、久病虚弱、失血过多或素体禀赋不足等因素而发作，气机逆乱，神窍受扰，或气血不足，脑窍失养。本病主要症状为突发短暂的意识丧失，四肢厥冷。轻者昏厥时间较短，数秒或数分钟后恢复清醒；重者晕厥时间较长，苏醒后多感到疲乏无力。治疗上取水沟。水沟又名“人中”，穴居鼻下唇上方凹陷中，状如水沟，故名。

水沟，在面部，当人中沟的上 1/3 与下 2/3 交点处。本穴具有醒脑开窍、回阳救逆、清热息风、镇静安神的作用，除治疗晕厥外，还可治疗眩晕、晕车（船）、急惊风、癫痫、精神分裂症、中暑、鼻炎、面瘫、面肌痉挛、三叉神经痛和急性腰扭伤。推拿时用掐法，用指甲“十”字掐 3~7 次；针刺时向上斜刺 0.3~0.5 寸，快速提插 1~2 分钟，眼睛可出现湿润、流泪。

## 开窍通鼻——迎香

寒风呼啸，气温骤降。一名年轻女性前几天因为衣着单薄受风着凉，鼻塞流涕不止，不时用纸巾擦拭，导致鼻子通红，还兼有头痛、全身酸痛症状，但无发热。她听说针灸效果好、疗效快，遂来就诊。此为感冒，选取双侧迎香穴，快速捻转 2 分钟。片刻，患者就说鼻子通气了，眼睛流泪了。留针 20 分钟后起针，鼻子通气如常，嘱其多喝生姜红糖水，注意保暖。

此病患属于中医“感冒”范畴。本病多因感受风邪，邪犯卫表而致。感冒以风邪为主因，“风为六淫之首”，但在不同季节，每与当令之气相合伤人，有风寒感冒与风热感冒之别。风寒感冒可有恶寒、发热、鼻塞声重、流清涕和无汗等症状，风热感冒可有身热较著、汗出、头痛、鼻塞和流黄涕等症状。治疗上取迎香。因鼻塞不闻香臭，本穴能治鼻塞，故名。

迎香，在面部，鼻翼外缘中点旁，鼻唇沟中。本穴具有祛风通窍的作用，常用于治疗鼻部疾患，如感冒、急慢性鼻炎引起的鼻塞、流涕，以及鼻窦炎、嗅觉减退，还可治疗面瘫所致的鼻唇沟变浅。推拿时用按揉法，双手拇指按于两侧下颌部，双手食指按于两侧迎香穴，按揉 1~3 分钟；针刺时刺入 0.2 寸，均匀捻转 1~3 分钟。

## 舒筋明目——四白

张某，女，54 岁，1 年前开始右眼胀痛，眉棱骨酸痛，曾在某医院就诊，诊断为“慢性单纯性青光眼”，用中西药物联合治疗，效果不明显，且逐渐加重，视物不清晰，有时看不清字。为进一步提高疗效，前来就诊，治疗以针刺四白为主，辅以眼周穴位推拿，每天治疗 1 次。经过 6 次针刺、推拿治疗，右眼胀痛明显减轻；经过 21 次治疗，右眼胀满、疼痛症状消失，视物清晰。

此病患属于中医“青风内障”范畴。本病多因情志不舒，郁积化火，上攻于目；或肝肾精血亏虚，目失所养；脾失健运，痰饮、血浊内生，阻于目窍而发病。本病主要症状有眼部胀满、疼痛，眉棱骨酸楚、疼痛，视物昏花，甚则视物不见。治疗上取四白。因本穴在眼睛下方，治疗眼病效果好，可使眼睛复明，以看到四方光明，故名。

四白，目正视，瞳孔直下，当眼眶下，按压有凹陷处。本穴具有舒筋明目、息风止痉的作用，用于治疗近视、远视、目赤肿痛、视物昏花（由青光眼、白内障引起）、闭目露睛、眼睑下垂和眼肌痉挛。针刺时向下平刺 0.3~0.5 寸，针尖不可朝向眼眶，注意针刺安全，不可伤及眼球，出针后按压穴位，防止皮下出血；推拿时用按揉法，按揉 2~3 分钟。

## 止呃明目——攒竹

“嗝……嗝……”，伴随着一阵阵呃逆声，一名小伙子来到诊室，他已经连续打嗝3天了，喝水、憋气、深呼吸法都用过，依旧不见好转。现在精神疲惫，胃部不适，吃不下食物。原因是前几天天气太热，他喝多了冷饮，突然开始打嗝。此为呃逆，嘱咐患者平卧，按揉眉头上的攒竹穴，患者感到按揉处酸胀、疼痛，同时让患者有节律地深呼吸。3分钟后，患者呃逆渐停，喜悦之情溢于言表。

此病患属于中医“呃逆”范畴。本病为胃失和降，气逆动膈，多由饮食不当（饮食生冷、进食速度过快）、情志不遂和正气亏虚所致。本病以气逆上冲，喉间呃呃连声，声短而频，不能自主为主要症状。情志不畅往往是呃逆的诱发因素，可伴有脘腹胀满、胸胁满闷和口臭症状。治疗上取攒竹。本穴在眉头，其状如竹，故名。

攒竹，在面部，当眉头中，眶上切迹处。本穴具有祛风止呕、活络明目的作用，除治疗呃逆外，主要用于治疗眼部疾患，如近视、远视、青光眼、白内障、目赤肿痛、迎风流泪、眉棱骨痛、视物昏花等。本穴是眼保健操的操作穴位之一。推拿时用按揉法，双手拇指指腹分别点按在穴位上，由轻到重按揉，至有酸胀感；针刺时沿皮向眉毛外侧平刺0.5~1寸，留针20分钟；刺血时点刺出血3~5滴。

## 升提眼睑——鱼腰

朱某，43岁，近半年感到左侧眼睑上抬无力，眼球转动欠灵活，眼睑遮盖眼球约1/4，睡眠质量差，不易入睡，睡后易醒。曾就诊于某医院，诊断为“糖尿病性动眼神经麻痹”，给以药物治疗，效果不理想，故前来中医院针灸科治疗。施用针刺治疗，取穴以鱼腰为主，辅以眼周穴位推拿，隔天治疗1次。经过1个月的治疗，左眼上抬有力，睁眼、闭眼自如。

此病患属于中医“眼睑下垂”“睑废”范畴。本病多因平素身体虚弱、久病体虚，而致脾胃气虚、脾肾气虚，清阳不升，升举乏力，气血不能濡养肌肉而发病。本病主要症状有上眼睑部分或完全不能提起，眼裂变小，上眼睑部分或全部遮挡眼球，多伴有焦虑、失眠、饮食减少。治疗上取鱼腰。眉毛横卧如鱼状，中点如鱼之腰，本穴在眉毛中点，故名。

鱼腰，在头部，瞳孔直上，眉毛中。本穴具有升提、舒缓眼睑，降低眼压的作用，治疗近视、远视、眉棱骨痛、眼睑瞤动、眼睑下垂、目赤肿痛、视物昏花、额纹消失。推拿时用按揉法，按揉2~3分钟；艾灸时用温和灸，每次灸5分钟；针刺时平刺0.3~0.5寸，阳白透刺鱼腰，针尖不可超过上眼眶，注意针刺安全，不可伤及眼球。

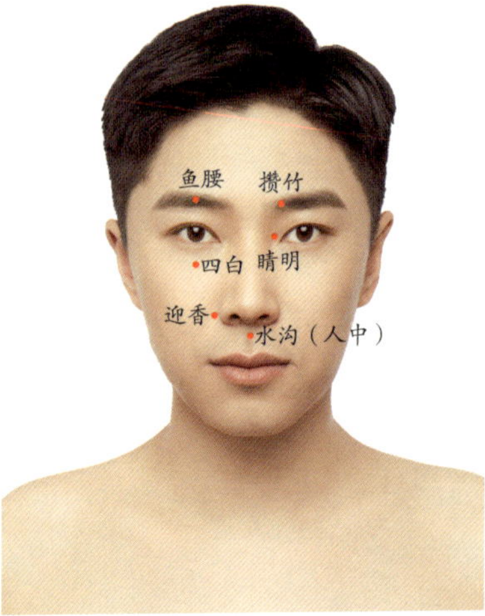


水沟（人中）、迎香、四白、攒竹、鱼腰

## 消肿止眩——太阳

一名男性患者，24 岁，一大早来到诊室，经查右眼上眼睑长了一个硬结，有水肿，眼睛发红、疼痛，问其原因，回答说因为近期工作忙，经常熬夜加班，比较劳累，再加上喜欢食辣，1 周前上眼睑慢慢肿了起来，自行到药店买了眼药水，滴眼后疼痛反而越来越严重。西医诊断为“睑腺炎”。治疗用一次性采血针点刺双侧太阳穴，各出血 5 滴，片刻，患者疼痛减轻了许多。第二天，患者前来复诊，硬结已溃破，红肿、疼痛基本消失，针刺太阳，留针 20 分钟。经过 2 次治疗，患者眼睑肿痛消失。

此病患属于中医“麦粒肿”“针眼”范畴。本病为热邪结聚于胞睑而致，其发生多与外感风热、热毒上攻、心火上炎、脾胃湿热等因素有关。本病与足太阳膀胱经、足阳明胃经及足太阴脾经关系密切。本病始则眼睑边缘局限性红肿、硬结、疼痛和触痛，继则红肿渐行扩大；数日后硬结顶端出现黄色或白色脓点，溃破后脓自流出。治疗上取太阳。

本穴居眼睛之后的颞部，颞部称为太阳部位，故名。

太阳，当眉梢与外眼角之间，向后约一横指的凹陷处。用手指指腹从外眼角向眼后按压并滑动，所触到的最凹陷处即是本穴。本穴具有清热明目、消肿止痛、定眩止晕的作用，除治疗麦粒肿（睑腺炎）外，还可以治疗青光眼、白内障、三叉神经痛、面瘫，以及高血压病引起的眩晕、头痛。推拿时用按揉法，逐渐用力，先顺时针按揉 1~3 分钟，再逆时针按揉；刺血时用三棱针点刺出血 3~7 滴；针刺时直刺或向下关方向斜刺 0.3~1 寸，留针 20 分钟。

## 降压清热——耳尖

高血压病是中老年人的一种常见病，而且呈现年轻化趋势，当前的治疗方法主要是西药控制，除了西药之外，中药、针灸的疗效也十分确切。

一名 54 岁高中女教师，患有高血压病 5 年，因头晕、头痛、头胀就诊，平素常服降压药，近期头晕加重，想尝试针灸治疗。此为高血压病引起的头晕、头痛，双侧耳尖各刺血 5 滴，刺血后患者感到耳尖疼痛，但随即眩晕、头痛症状改善，眼睛明亮感顿现。之后，每3天治疗1次，点刺放血5~10滴，两耳交替刺血，持续治疗1个月，患者头晕、头痛、头胀消失，生活质量提高，喜悦之情溢于言表。

此病患属于中医“眩晕”“风眩”“头痛”范畴。本病多因先天禀赋不足，或情志失调、饮食失节、内伤虚损，痰瘀阻窍、肝肾亏虚所致。本病可见头痛、头晕、头胀、视物昏花、耳鸣、心悸、失眠、健忘等症状。治疗上取耳尖。本穴在耳郭最上端，故名。

耳尖，在耳郭上方，折耳向前，上方的尖端处。本穴具有清热解毒、散结止痛、平肝止眩的作用，除治疗高血压外，还可以治疗目赤肿痛、头痛、咽喉肿痛、高热、耳鸣、耳聋。推拿时用按推法，拇指放于耳背部，食指按推2~3分钟，耳尖部位可有发热的感觉；刺血时取单侧耳尖，用手指按摩耳郭使其充血，经消毒后，左手固定耳郭，右手持一次性采血针对准耳尖，迅速刺入1~2 mm，随即出针，轻按针孔周围，使其出血，放血5~10滴，然后用消毒干棉球按压针孔，双耳交替放血。

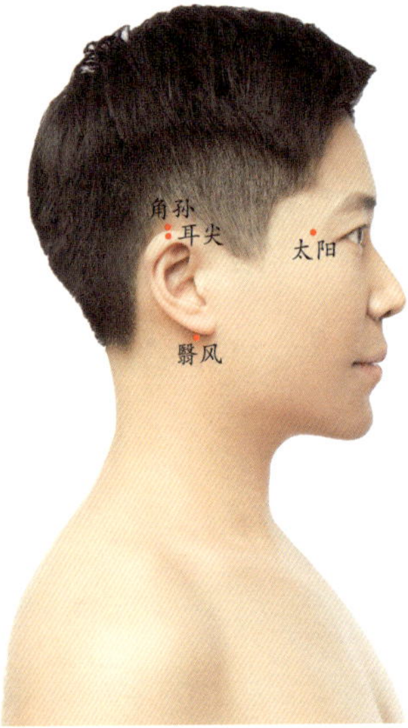


太阳、耳尖

## 祛风止痛——风池

一名50岁女性，头晕间断发作5年，时轻时重，发作时头晕较重，天旋地转，头部胀痛，月经期加重，伴有恶心、呕吐，影响工作和生活。治疗取风池，针刺后轻轻捻转，酸胀感逐渐向周围扩散，留针20分钟，起针后头晕明显减轻。为了提高疗效，教会患者按揉风池穴，取准穴位后，拇指放在风池穴上，先按揉3分钟，再用拇指和食指拿捏3分钟。患者反映效果很好，有眼前一亮的感觉，头晕也基本消失。嘱患者每天按摩风池 1~2 次。1 个月后，头晕症状消失。再次嘱患者坚持按揉风池，以益髓明目，巩固疗效。

此病患属于中医“头晕”“眩晕”范畴。本病多由年高精亏、劳欲过度、久病体弱致气血不足或肝肾亏虚，不能濡养脑髓，或情志不畅，肝郁气滞，或饮食失宜，脾失健运，痰浊内生，痰瘀阻窍而致。本病主要症状可见头晕，不能睁眼，睁眼、转头时头晕加重，甚则视物模糊、耳鸣、健忘、肢体麻木。治疗上取风池。本穴在项旁陷处似池，“伤于风者，上先受之”，风邪从此处而入；又本穴可治疗伤风感冒、中风偏瘫等外风、内风疾患，故名。

风池，在项部，当枕骨之下，胸锁乳突肌与斜方肌上端相交处，按之有凹陷；或乳突后方，肌肉隆起的外侧端，与耳垂相平处。本穴具有祛风解表、止眩定晕、平肝息风、通络止痛的作用，除治疗头晕、眩晕外，还可以治疗外感风邪之头痛、鼻塞流涕、落枕及面瘫、中风偏瘫、失眠、嗜睡，也可治疗颈椎病、甲状腺疾病。推拿时双手分别置于后头部两

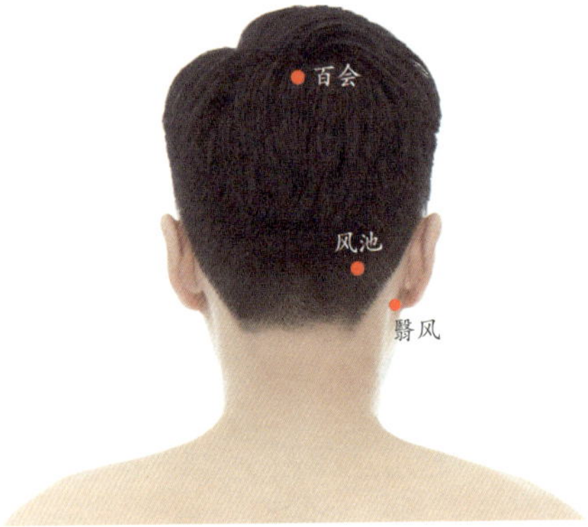


风池

侧，以拇指指端点揉两侧风池穴，指端紧贴头皮，操作时要均匀、柔和、渗透，以局部有酸胀感为佳；或拿风池 3~5 分钟；针刺时针尖向口角（或下颌）或鼻尖方向刺 0.5~1.2 寸，针尖不可向内上方深刺，穴近延髓，避免刺入枕骨大孔。

## 祛痛开音——少商

一名母亲领着 8 岁男孩前来就诊，小男孩胖乎乎的，甚是可爱。家长代诉，患儿前两天开始发热、鼻塞、流涕，且咽喉疼痛，扁桃体肿大，五官科诊断为“扁桃体炎”，服用西药治疗后，发热、鼻塞、流涕减轻，但咽喉疼痛仍明显，影响呼吸和睡眠。针对咽喉疼痛，治疗采用少商点刺出血，止痛迅速。先按揉少商片刻，消毒后，将一次性采血针快速刺入少商，并加以挤捏，出血 6 滴，咽喉疼痛明显减轻，呼吸顺畅，小男孩喜悦离开诊室。

此病患属于中医“咽喉肿痛”范畴。本病多因外感风热、饮食不节、体虚劳累导致火热或虚火上灼咽喉而致。本病主要症状为咽喉部红肿疼痛、鼻塞、流涕，甚者用口呼吸、睡觉打鼾，还可有听力下降等。治疗上取少商。少，小；商，金声，应肺。本穴为手太阴肺经井穴，其气少小，故名。

少商，在拇指末节桡侧，指甲角旁开 0.1 寸。本穴具有清热利咽、醒脑开窍的作用，除治疗咽喉肿痛、咽干、失音外，还可治疗鼻塞、流涕、鼻出血、发热、咳嗽、气喘、昏迷等疾病。推拿时用掐按法，以拇指指甲垂直掐按本穴，左右各 1~3 分钟；针刺时浅刺 0.1 寸；刺血时用三棱针点刺放血 5~8 滴。

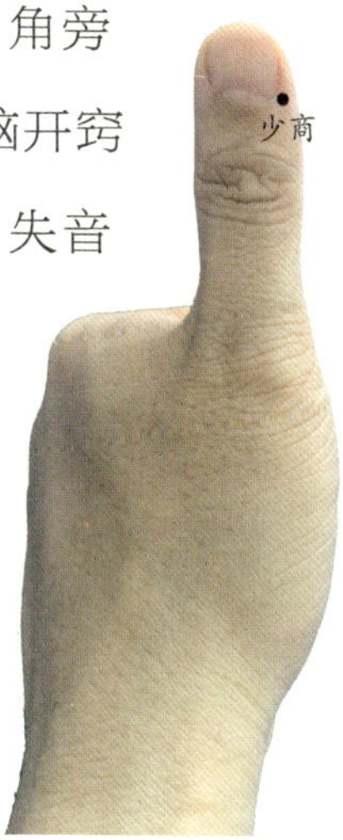


少商

## 清心除烦——少府

郤女士，35岁，孩子上二年级，因贪玩，完不成作业，郤女士气火攻心，心烦胸闷、急躁易怒、坐卧不安、口舌生疮已经10天。治疗给以针刺少府，并教会患者掐按本穴，多饮水，心情渐渐平复，口舌生疮渐愈。

此病患属于中医“烦躁”范畴。本病多由家庭矛盾、工作不顺等引起气机郁结化火，上攻于心而致，主要症状为心中烦闷、坐卧不安、急躁易怒，甚者可出现手足动作、行为的异常表现，如易于动手打人毁物，事后后悔。治疗上取少府。少，不多；穴在手心，手指微握，掌心若宫、若府，喻气血汇聚之处。本穴与劳宫为邻，故名。

少府，在掌心，第四、五掌骨之间，微握拳时当小指与无名指指端之间。本穴具有清心除烦、宁心安神、交通心神的作用，治疗烦躁不安、失眠、舌尖红痛、口疮、心悸、怔忡、小指挛痛、遗精、遗尿。针刺时直刺0.3~0.5寸，留针20分钟；推拿时用指掐法，掐2~3分钟。

## 增食助纳——四缝

在儿科门诊，可见到有些孩童精神不佳、面黄少华、唇舌色淡、毛发枯焦、体形明显偏瘦、腹部膨隆、便溏、四肢不温，有的家长说有时睡中磨牙。

此类病患属于中医“小儿疳积”范畴。本病多因禀赋不足、喂养不当，或感染虫疾引起脾胃受损，

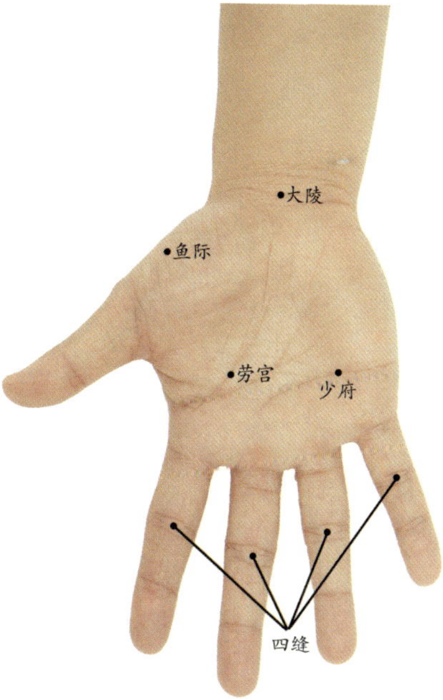


少府、四缝

气血津液亏耗而发病。治疗上取四缝。四，数词；缝，缝隙。本穴在掌面第二、三、四、五指近端指间关节缝隙的中央，故名。

四缝，伸手仰掌，第二、三、四、五指近端指间关节横纹中点。本穴具有消食化积、健脾止泻、宣肺定喘的作用，治疗小儿疳积、消化不良、饮食量少、咳喘、泄泻、便秘。治疗时点刺出血或挤出少许黄色透明黏液。

## 颈项复转——外劳宫

“大夫，我的脖子歪了”，一名年轻男性患者歪头走进诊室。患者自述是因前一晚开窗睡觉受风寒而致，因上午有大量工作需要做，心情急切。患者颈项部僵硬，疼痛、僵硬部位主要在左侧，不能转动，转动即疼痛加重。治疗时按揉患者左手外劳宫穴，同时让患者配合慢慢活动颈项部，按揉 3 分钟后，患者颈项部疼痛减轻。然后，取 1 寸毫针，针刺患者右侧外劳宫，稍捻转，并让患者不断活动颈项部，患者惊奇地说“脖子不痛了，转动也自如了”。留针20分钟，同时让患者继续慢慢活动颈项部。起针后，嘱咐其回家休息，避免颈项部受风寒和过度劳累，注意睡眠姿势。并教给患者，如果以后再落枕了，可以自己热敷颈项部，并且配合按揉外劳宫。

此病患属于中医“落枕”范畴。本病多由睡眠姿势不当，或枕头高低不适，或颈项部受风寒等引起经筋受损、筋络拘急而致。本病主要症状有一侧颈部出现酸胀、僵硬、疼痛，活动时疼痛加剧，甚者可向上肢或背部放射。一般3~5天即可自行缓解，有时可复发。治疗上取外劳宫。因本穴治疗落枕效果好，故又称“落枕”。

外劳宫，在手背，当第二、三掌骨之间，掌指关节后0.5寸凹陷中，又名“落枕”，按压有较强痛感。本穴属于经外奇穴，具有舒筋活络止痛的作用，常用于治疗落枕、手指麻木、手指屈伸不利或弛缓不收、手臂疼痛、胃痛等病症。推拿时用掐按法，用指甲掐按2~5分钟，以胀、痛、麻感居多，有时向指端放散，效果更佳；艾灸时温和灸5~8分钟；针刺时直刺0.5~0.8寸，留针20分钟。掐按、针刺期间，嘱患者活动颈项部。

## 牙痛镇痛——合谷

一名患者牙痛，表现出痛苦面容，右侧面颊已经肿胀 2 天。有龋齿病史 2 个月，服中西药物后牙痛能缓解或消失。这次因工作劳累、饮水较少而诱发，服药后疼痛不减轻反而加重。查看患者右侧有一颗下牙牙龈红肿。针刺患者两侧的合谷，进针后轻轻捻转，患者手部酸胀感明显，行针半分钟后，面颊部疼痛明显减轻，患者面露喜悦。嘱咐患者虽然疼痛减轻了，且会逐渐向愈，但是龋齿仍在，平时多注意口腔卫生，避免龋齿再次发作。

此病患属于中医“牙痛”范畴。本病多因外感风火邪毒、过食膏粱厚味、体弱过劳导致风火、胃火或虚火上炎于口而发病。本病主要症状为牙龈肿痛，兼有口臭、口渴、便秘或牙齿浮动。治疗上取合谷。肉之大会为谷，二处相连为合。本穴当大指、次指间，形似深谷，故名。

合谷，在手背，第一、二掌骨间，第二掌骨桡侧中点。简便取穴法：以一手拇指指间关节横纹放在另一手拇指、食指之间的指蹼缘上，屈曲拇指，拇指、食指对压，当拇指尖下，酸楚明显处是穴。本穴具有疏风解表、清热开窍、镇静止痛、疏肝解郁、活血通络的作用，除治疗牙痛外，还可以治疗感冒、头痛、咽喉肿痛、三叉神经痛、肩臂疼痛、痛经、面瘫、痤疮、咳嗽、气喘、便秘、痢疾、小儿惊风、小儿流涎、癔病、痫证、失眠、郁证、闭经、荨麻疹、中风后遗症。针刺时直刺 0.5~1 寸，局部酸胀感较明显；推拿时用拇指按揉 3~5 分钟，每天 3~5 次。

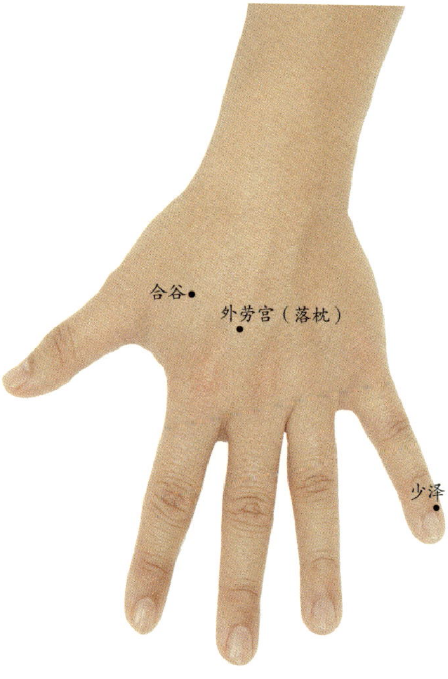

外劳宫（落枕）、合谷

## 宽胸止呕——内关

一名家长焦急地抱着四五岁的小女孩来诊。患儿饭后即到院内玩耍，感受风寒而不停呕吐，现所吐食物量已经不多，患儿满脸通红，一脸痛苦。治疗时让家长抱好患儿，稍用力掐按患儿双侧内关，三四分钟后，患儿恶心、呕吐明显好转，表情也开始放松下来，家长也松了一口气。10 分钟后，患儿呕吐止住，嘱家长回家喂以生姜红糖水祛寒。

此病患属于中医“呕吐”范畴。外感风寒、饮食失宜（饮食生冷、辛辣、不节、不洁）、恼怒、忧思和劳倦内伤均可导致胃失和降，胃气上逆而发为本病。本病主要症状有呕吐、呃逆、嗳气、脘腹胀满、胸胁胀痛等。治疗上取内关。本穴居前臂内侧，当关脉之后方，故名。

内关，位于前臂掌侧正中，腕横纹上 2 寸，掌长肌腱与桡侧腕屈肌腱之间。本穴具有和胃降逆、宽胸理气、镇静安神、通络止痛的作用，除治疗呕吐、呃逆外，还可以治疗冠心病、心绞痛、心律失常、胸闷、胃炎、眩晕、失眠、郁症、癫痫、癔病、手指麻木或震颤、中风等病症。推拿时用点按法、掐按法，有节律地操作，以局部出现酸、麻、胀感为宜，每次3~5分钟；针刺时直刺0.5~1寸，以出现向指端放射的触电感为佳。

## 清热止咳——尺泽

孙某，23岁，由于感受风寒，咳嗽7天，仍发热，但未超过38 ℃，咽喉疼痛，吞咽唾液疼痛加重，痰液已由白色转为黄色，曾服用中西药物治疗，未愈。治疗时取两侧肘窝部的尺泽穴，点刺出血，为加大出血量，加拔罐，留罐3分钟，出血满罐口。第二天，测量患者体温正常，咳嗽、咳痰均明显减轻。第三天，咳嗽症状消失。

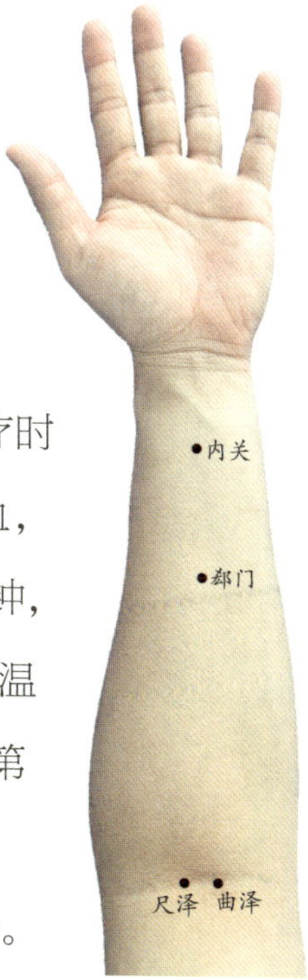

内关、尺泽

此病患属于中医“咳嗽”范畴。本病分为外感、内伤两大类。外感咳嗽是外感风寒、风热，邪气从口鼻、皮毛而入，外感风寒但未解，可入里化热，损伤肺卫；内伤咳嗽则为肝火上逆犯肺、脾虚生痰阻肺、肾虚及肺，致肺失宣降而发病。外感风寒者主要表现为咳嗽，痰液色白，多兼有发热；外感风热者主要表现为咳嗽，痰液色黄而黏，多兼有发热。内伤咳嗽主要症状有咳嗽，有痰，色白或黄，兼有胸脘痞闷，神疲纳呆；或兼有两胁胀痛，面赤咽干；或干咳无痰，或痰中带血，潮热盗汗。治疗上取尺泽。尺者，腕至肘窝长而有尺；泽，水之所聚为泽。又尺泽为合穴，所入为合，故名。

尺泽，在肘横纹中，肱二头肌腱桡侧凹陷处。简便取穴法：手臂伸平，掌心向上，前臂略向上，使肘稍屈，肘窝中有大筋突起，筋之外侧与肘横纹交点处即是。本穴具有清热止咳、降逆平喘的作用，可以治疗风寒或风热表证发热、咳嗽、咳白痰或黄痰、胸闷气喘、胸胁胀满、哮喘急性发作和肘关节疼痛。针刺时直刺 0.5~1 寸，留针 20 分钟；刺血时点刺出血加拔罐，留罐 3 分钟。

## 戒除烟瘾——甜美

一名中年男士走进了诊室，身上带着一股浓郁的烟味。来诊者 46 岁，面色略黑，嘴唇略紫，烟龄 8 年，每天 2 盒，现夜间咳嗽，兼见神疲乏力、恶心、欲吐，曾 3 次戒烟，均未成功。常因吸烟与家人争吵，家庭不和谐，这次下定决心要戒烟。治疗时嘱咐患者提高意志力，同时以皮内针贴压双侧甜美穴，每天饭后按压片刻。烟瘾发作时，用力按压则有明显效果。坚持治疗 2 个月，在家人和医生的鼓励下戒烟成功。

戒烟综合征因长期吸烟，毒邪郁积于肺胃，内扰心神而致，主要症状为精神萎靡、肢倦乏力、咳嗽、喉中有痰、咽中异物感明显、恶心、欲吐等。烟龄越长，戒断症状越明显。但只要坚持治疗，有决心和毅力，即能成功。

甜美穴，位于列缺与阳溪连线的中点，桡骨茎突边缘按之有凹陷。本穴具有疏解肺胃的作用，除戒烟外，还可以治疗咳嗽、气喘、烦满、胸痛、咽喉肿痛和咽中异物感等病症。推拿时用拇指按揉或掐按，每次 3 分钟；针刺时刺入 0.3~0.5 寸。连续治疗 2 个月。

## 通络止痛——手三里

孙某，大学生，在参加学校篮球比赛的过程中，运球时突然腰部剧痛，不能移步前行，被队友扶下场。此为急性腰扭伤，治疗给以针刺手三里，强刺激提插、捻转手法，片刻后疼痛明显减轻，腰部活动度明显好转，欲接着上场打球，被劝阻，嘱其坐下休息。

此病患属于“急性腰扭伤”范畴。本病常因运动、工作时用力不当、跌仆损伤，引起腰部经络气血壅滞而致。本病以腰部有扭伤史，突发腰部疼痛，呈撕裂样、刀割样疼痛，活动明显受限为主要症状，疼痛部位或压痛点在脊柱正中或两侧。治疗上取手三里。屈肘，本穴在曲池下 2 寸，但从肘尖处量之，则为 3 寸，故名“三里”。又三里能治上、中、下三部之病，穴在下肢者谓“足三里”，本穴在臂，故名“手三里”。

手三里，在阳溪穴与曲池穴连线上，肘横纹下2寸处。本穴具有通络止痛、调和胃肠的作用，除治疗筋肉扭伤、损伤如腰扭伤、踝扭伤、落枕、网球肘、腕关节扭伤、上肢痿软不举和手臂麻木外，还可治疗胃脘痛、腹痛、便秘、泄泻。针刺时直刺0.8~1.2寸，捻转、提插手法均可，急性扭伤疼痛者，在针刺的同时，嘱咐患者活动扭伤部位；艾灸时温和灸5~10分钟；刺血时用一次性采血针点刺出血，可配合拔罐。

## 止痛止痒——曲池

刘某，女，63岁，自老家前来照顾外孙，右手肘关节疼痛2个月，提物、拧毛巾时疼痛加重，贴膏药后疼痛有所减轻，但不明显。曾到推拿科就诊，按揉曲池等穴3次，疼痛消失，医生嘱咐其右手减少劳作，否则易于复发。

此病患属于中医“肘劳”范畴，俗称“网球肘”。本病多为在日常工作、生活中，手部、前臂同一动

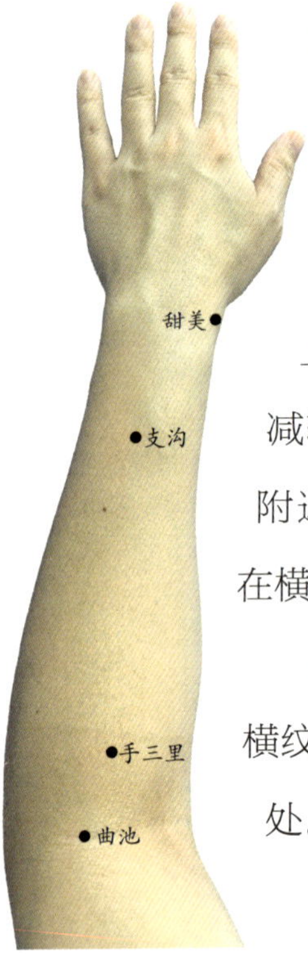

甜美、手三里、曲池

作劳作过度引起肘关节局部筋脉损伤而致。本病主要表现为肘关节活动时疼痛，有时可向前臂、腕部放射，肘关节外上方有明显压痛点，按之则疼痛减轻。治疗上取曲池（也可在曲池附近找压痛点）。因屈肘时，本穴在横纹外侧，屈角内陷似池，故名。

曲池，侧掌，屈肘呈直角，在肘横纹外侧端与肱骨外上髁连线的中点处。简便取穴法：侧掌，微屈肘，肘横纹头与肘关节桡侧高骨（肱骨外上髁）的中点。本穴具有通络止痛、活血止痒、降压的作用，可以治疗网球肘、上肢偏瘫、荨麻疹、皮肤瘙痒症，还可治疗高血压病。针刺时直刺0.5~1寸；推拿时用按揉法，每次3~5分钟，治疗高血压病时，可以配合按揉阳陵泉。

## 益肾止涎——涌泉

一名年轻的母亲怀抱着 3 岁的男孩，小男孩口水一直流。原来，孩子出生后体质很差，反复感冒，5 个月前不明原因开始流口水明显增多，先是在睡眠中流，开始家长没有在意，认为过段时间就好了。但最近两个月孩子口水不停地流，饭量小，夜间哭啼，大便软，时不成形。患儿舌质淡，舌苔薄白，指纹色淡，腹部柔软。此患儿是因先天肾气不足，后天脾胃虚弱导致流涎不止。疾刺疾出患儿双侧涌泉，每 3 天 1 次。同时，吴茱萸研末，取少许，加醋调成糊状，贴于涌泉，每 3 天 1 次。针刺与贴敷交替使用。治疗 2 次，流涎明显减轻。治疗 15 次，患儿恢复正常。

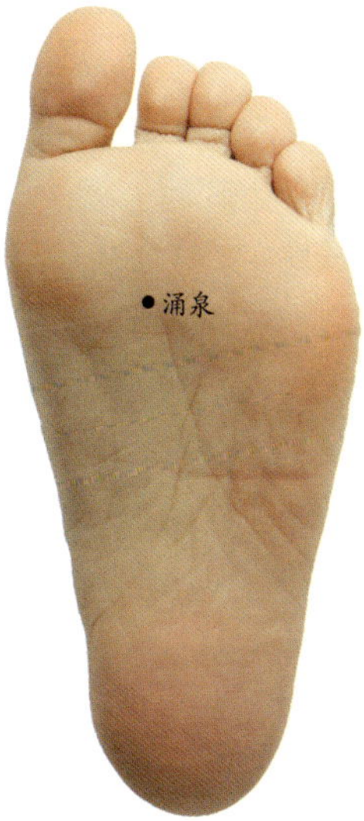

涌泉

此病患属于中医“滞颐”范畴。本病多由先天肾气不足，后天脾胃虚弱、脾胃积热而致，多见于 3 岁以内的小儿。本病主要症状有清稀涎液自流，甚至口角赤烂，纳少，面白唇淡，大便溏薄。平素流涎不多，无其他异常，随着小儿生长发育流涎自然消失者，属于生理现象。治疗上取涌泉。本穴居足心，地下出水为涌，肾为水脏，本穴为肾经井穴，为脉气出所，故名。

涌泉，足心朝上，足趾伸开，足前部凹陷处，当足底第二、三跖趾缝纹头与足跟连线的前 1/3 与后 2/3 交点处。简便取穴法：用力弯曲足趾，足底前部出现的凹陷处即是本穴。本穴具有益肾固本、开窍苏厥、滋肾清热的作用，除治疗小儿流涎外，还可以治疗遗精、遗尿、尿失禁、月经过多、小儿惊风、晕厥、头痛、痫证、下肢痉挛或瘫痪、失眠、音哑、阳痿、尿潴留、更年期综合征等病症。针刺时直刺 0.2~0.4 寸，疾刺疾出不留针；贴敷选取吴茱萸、五倍子各 3 g，研为细末，加适量醋调成糊状，每晚贴于双足涌泉，外用纱布固定，第二天早上取下。

## 保肝护肝——太冲

李某，男，44 岁，单位例行查体时发现谷丙转氨酶增高，问之得知，其平素喜欢饮酒，每天两三杯，约合半斤。嘱其减少饮酒量，起居规律，不要熬夜，针刺太冲，每周 3 次，每晚睡前自行按揉太冲 5 分钟。经过 2 个月的治疗，复查谷丙转氨酶数值正常。

此病患属于中医“痰浊”范畴。本病多因过量饮酒、饮食不节（过食肥甘厚味），或者情志失调、劳逸失度，引起脾胃运化失司、肝失疏泄，进而酒毒浊邪滞于肝络而发病。本病临床上可见有胁肋部胀满、疼痛或隐痛、肝功能异常。治疗上取太冲。因本穴在足背部，足大趾、次趾之间，位置较平坦，且与足底肾经的涌泉穴相对，脉气也较盛，故名。

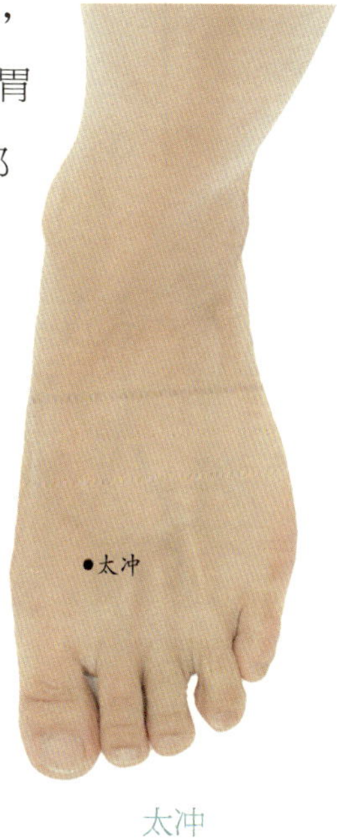

太冲

太冲，在足背，正坐垂足，当第一、二跖骨连接部之前的凹陷中；或在趾缝缘向足背上 1.5 寸，骨间隙的凹陷处。简便取穴法：以拇指指腹从足大趾、次趾之间，循趾缝向上推压，推压至尽处骨间即是。本穴具有疏肝理气、清肝降浊、补益肝肾的作用，可以治疗脂肪肝、胆囊炎、肝功能异常、肥胖症、高血压病，还可以治疗青光眼、白内障、耳鸣、月经病、乳腺病、性功能障碍。针刺时直刺 0.5~0.8 寸；推拿时用按揉法，每侧 3~5 分钟。

## 健脾降糖——太白

丁某，女，44 岁，形体略丰盛，血糖升高半年，空腹血糖多在 7.5~8.5 mmol/L，多食善饥，口干舌燥，多饮，多尿，大便干结、不易排出，曾服用“二甲双胍”，血糖控制不佳，就诊于针灸科。取太白，施以捻转补法，留针 20 分钟，每 2 天治疗 1 次。经过 16 次针刺治疗，患者多食易饥症状消失，查血糖 5.9 mmol/L。

此病患属于中医“消渴”范畴。本病多由先天禀赋不足，或后天饮食失宜（饮食不节，嗜食辛辣厚味），情志不畅，劳逸失度致脏腑功能失调，引起阴虚燥热、津液不足而发病。本病主要症状有多饮、多食、多尿，形体逐渐消瘦，兼有口干舌燥，大便干燥，腰膝酸软，头晕耳鸣，尿有甜味，畏寒肢冷，阳痿或月经不调。治疗上取太白。因太白为五星（木星岁星、火星荧惑、土星镇星或填星、金星太白、水星辰星）之一，为众星之最白者，属金。太者，大也；足内侧皮肤较白，故名太白。

太白，在足内侧，第一跖趾关节近端赤白肉际凹陷处。本穴具有健脾益胃、补气益血的功能，除治疗消渴外，还可以治疗饮食减少、脘腹胀满不得卧、肠鸣、泄泻、完谷不化、大便干、便秘、神疲乏力、健忘、多梦、失眠、遗精、遗尿。针刺时直刺 0.5~0.8 寸，留针 20 分钟；艾灸时用温和灸，灸 10~15 分钟；推拿时用推法、按揉法，每次 3~5 分钟。

## 利咽助眠——照海

一名中学女教师，患慢性咽炎 5 年，为求进一步治疗来诊。慢性咽炎的主要症状为咽喉部干痒、微痛、有异物感，且咽中如有小肉丸或黏痰，吞之不下，吐之不出。平时讲课过多，感冒，或进食辣椒、蒜等刺激性食物后，症状会加重，严重时声音嘶哑，对日常工作和生活影响很大，也服用过一些药物，但是只能暂时缓解症状，疗效不太理想。该患者因阴虚肺燥引起本病，针刺双侧照海穴，行捻转法，留针 20 分钟。起针后患者即感到咽喉异物感减轻，咽部清爽许多。嘱咐其隔天针灸 1 次，经过 8 次治疗，患者咽喉异物感消失。

此病患属于中医学“梅核气”范畴。本病多由素体肺肾阴虚致阴液亏损、咽喉失濡，或情志不畅、痰瘀结于咽喉而致。本病主要症状有咽痒不适，有异物感，或见咽部红肿，偶尔疼痛，疲劳、受凉、饮食不当、烟酒过度等可诱发或加重。治疗上取照海。照，光明所及；海，百川之所归。本穴处脉气明显，阔大似海，故名。

照海，位于足内侧，内踝尖下方凹陷处。本穴具有滋阴清热、利咽止痛、宁心安神的作用，除治疗梅核气外，还可以治疗失眠、痫证、郁证、月经不调、痛经、带下病、小便频数、便秘、足内翻等病症。针刺时直刺 0.3~0.6 寸，局部酸胀，针感可扩散至整个踝部；艾灸时用温和灸，每次 15~30 分钟；推拿时用按揉法、掐法，操作 3~5 分钟。

## 调经理血——三阴交

苏女士，50 岁，气色尚好，头晕、头痛、心慌、潮热、汗出、月经紊乱 3 个月余，且烦躁不安、易激动，易与同事、家人发生争吵，吵架后每每后悔，失眠，不易入睡，甚则整夜无法入眠。就诊时哭泣，认为丈夫关心她较少。其实，苏女士是处于更年期，很多女性在更年期都会出现这些表现。针刺三阴交，留针 20 分钟，隔天治疗 1 次，嘱咐患者调畅情志。平时注重自我保健，按压三阴交，每天 2~3 次，每次 2~3 分钟。通过一个半月的治疗和调理，诸症消失。

此病患属于中医“脏躁”“绝经前后诸症”范畴。本病多由肝肾亏虚、冲任虚损而致，临床可见月经失调、眩晕、全身烘热、汗出、面红潮热、心悸、

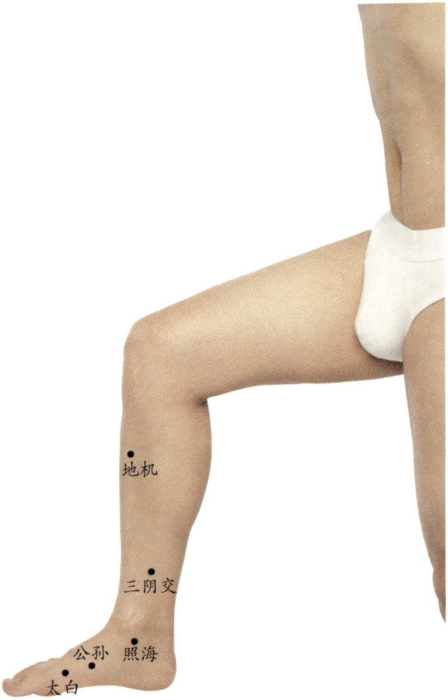


太白、照海、三阴交

失眠、烦躁易怒、尿频、肢冷、便溏等症状。治疗上取三阴交。本穴在内踝之上 3 寸，为足厥阴、足太阴和足少阴三阴经之会，故名。

三阴交，在小腿内侧，内踝尖上 3 寸，胫骨后缘。本穴具有健脾和胃、补肝益肾、调气和血的作用，所治多为经带胎产相关疾病及子宫、精室等器官病症，如月经不调、痛经、闭经、盆腔炎、遗精、阳痿，还可治疗遗尿、尿潴留、纳少、失眠、湿疹、荨麻疹、泄泻、便秘等病症。推拿时用拇指按揉 3~5 分钟；针刺时直刺 1~1.5 寸，留针 20 分钟；艾灸时用温和灸，每次 15~30 分钟。

## 和胃止痛——足三里

李某，男，上腹胃脘部疼痛，细思因天气炎热，吃水果太多导致胃痛，家中没有合适的中西药物。想到上次腹泻时买了艾条，自己艾灸足三里，2 次就痊愈了，家中还有剩余艾条，想再次自己艾灸试试。先取一侧足三里穴进行艾灸，10 分钟后，肚子发出“咕噜咕噜”的响声，胃痛渐渐减轻；然后换灸另一侧足三里，1 个小时后，胃痛消失。

此病患属于中医“胃脘痛”范畴。本病多由外邪（寒冷、风寒）犯胃、饮食伤胃、情志不畅、脾胃素虚等，导致胃气郁滞、失于和降而发病。本病表现为上腹胃脘部近心窝处疼痛，多有明显诱因，如天气变冷，恼怒，劳累，暴饮暴食，饥饿，饮食生冷、干硬、辛辣，饮酒或服用有刺激胃的药物。治疗上取足三里。一寸一里，本穴在膝下3寸，故名。

足三里，在小腿前外侧，当膝关节之下3寸，距胫骨前缘一横指。本穴具有健脾益气、和胃降逆、通络止痛的作用，可以治疗胃肠病，如急慢性胃肠炎、十二指肠溃疡、胃下垂、呕吐、呃逆，还可作为保健延年的常用穴位。艾灸时用温和灸，每次10~30分钟，可作为保健灸，每月阴历初一至初七，灸后饮蜂蜜水1杯，连灸7天，以延年益寿、预防疾病；针刺时直刺2~2.5寸，留针20分钟；推拿时用按揉法，按揉3~5分钟。

## 疏肝利胆——胆囊

一名体形魁梧的中年男士在家人陪伴下走进了诊室，痛苦面容。患者自述平时经常右上腹胀满不适，吃油腻食物及饮酒后即感到不舒服，有时疼痛，曾诊断为“慢性胆囊炎”，服药有效。几天前因事生气，疼痛又发作，出现恶心、呕吐。治疗时让患者仰卧位，针刺双侧胆囊穴，持续行针2分钟，患者即刻感觉胀痛消失，全身舒适。又经过 7 次针刺治疗，右上腹疼痛消失。

此病患属于中医“胁痛”范畴。七情内伤、饮食失宜可致肝郁气滞、肝胆湿热而发病。本病临床表现为上腹或右上腹不适、持续性钝痛或右肩胛区疼痛，还可见嗳气、恶心、呕吐等症状，有时伴有

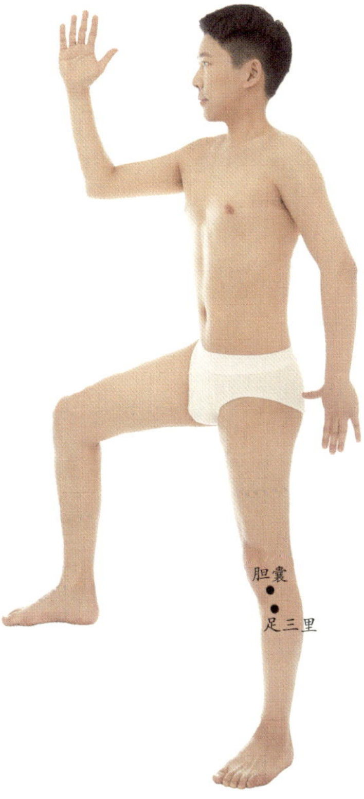


足三里、胆囊

发热、黄疸。治疗上取胆囊。本穴为经外奇穴，因治疗胆囊炎效果好，故名。

胆囊，正坐位或侧卧位，在小腿外侧上部，当腓骨头前下方凹陷处（阳陵泉）直下 2 寸。本穴具有疏肝利胆、清利湿热、通络止痛的作用，治疗急性胆囊炎、慢性胆囊炎、胆道蛔虫病、胆结石、胆绞痛等病症。推拿时用按揉法，每次 5~10 分钟，两侧交替按揉，以有酸、麻、胀、痛感为佳；针刺时直刺 1~1.5 寸，留针 20 分钟；艾灸时用温和灸，每次 15~30 分钟，可明显减轻疼痛。

## 防治痔疮——承山

邝某，女，44 岁，患痔疮 4 年，经常发作，口服药物及药物塞肛治疗，一直未愈，排便延时，间断肿痛、便血，经人推荐，前来寻求针灸治疗。治疗取承山，向上斜刺 2.5 寸，捻转泻法，留针 20 分钟，中间行针 1 次，捻转 1 分钟。起针后拔罐，留罐 5 分钟。每 3 天治疗 1 次，治疗 1 次后肛周肿痛、便血明显减轻，治疗 3 次后肛周肿痛、便血消失。

嘱咐患者继续治疗，共计治疗 15 次而愈。

此病患属于中医“痔疮”范畴。痔疮分为内痔、外痔和混合痔。本病多因久坐久立、嗜食辛辣厚味、饮酒过度，或久泻、久痢、长期便秘引起肛部筋脉瘀结而发病。本病主要症状有肛门内、外出现肉状突出物，有时脱出肛门外，不能还纳，便血、肿痛，兼有少气懒言，面色少华，神疲乏力，肛门坠胀。治疗上取承山。小腿肚处筋肉丰厚而凸起，如山之巅，又穴居筋肉之中，似承山巅而下，故名。

承山，俯卧位，在小腿后面，当小腿伸直并用力，腓肠肌肌腹出现“人”字形凹陷处。本穴具有

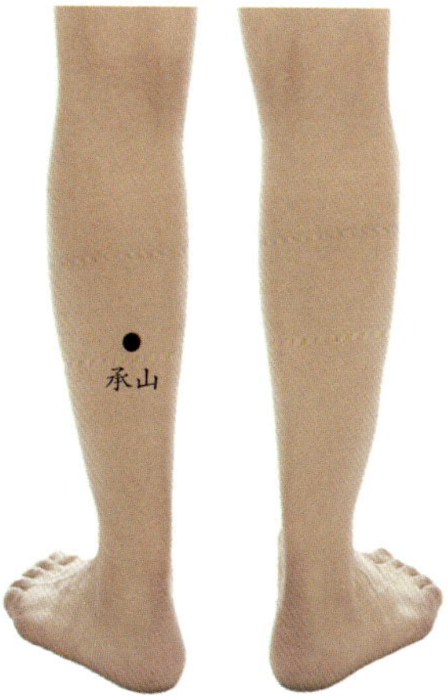


承山

舒筋活络、调理肠腑的功能，治疗痔疮、腰背酸痛、小腿肌肉痉挛、足跟痛、踝痉挛、消化不良、呕吐、泄泻。针刺时向上斜刺 1.5~2 寸，不宜用强刺激，以免引起腓肠肌痉挛，留针 20 分钟；艾灸时，温针灸 5~9 壮，或温和灸 10~15 分钟；拔罐时留罐 3~5 分钟；推拿时用按揉法，每次 3~5 分钟。

## 卵巢保健——血海

随着年龄的增长，卵巢的储备功能会逐渐减退，可使女性生殖能力下降。如不及早干预，可发展成早发性卵巢功能不全，甚者可导致卵巢早衰。近年来，随着大众生活方式、工作节奏、居处环境和社会心理等方面的改变，卵巢储备功能减退的发病率逐年上升，且有年轻化趋势，对女性的生殖健康、心理健康及生命质量均有不良影响。先天禀赋不足、久病体弱而致精血亏虚、胞脉失养，或情志过极、饮食失宜而致痰阻胞宫，均可致冲任失调而发为本病。本病主要表现有月经稀发、月经量少、月经后期、闭经、不孕，多伴有失眠、潮热、手足心热、盗汗、

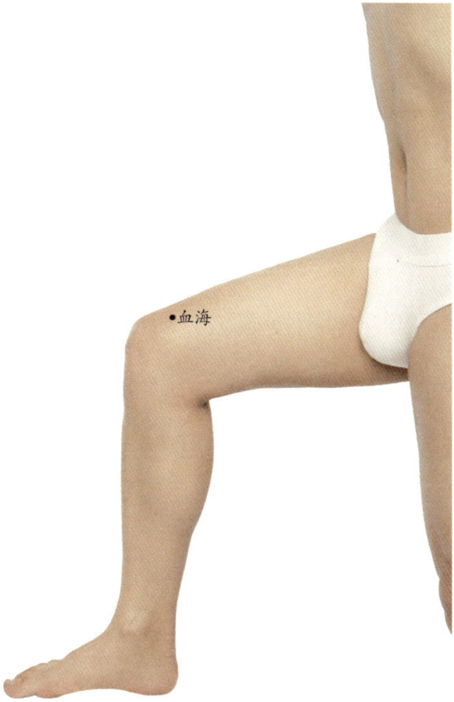


血海

烦躁易怒、阴道干涩和性欲减退。在预防和治疗上可取血海，脾胃为后天之本、气血生化之源，脾又统血，本穴归于脾经，故名。

血海，屈膝，在大腿内侧，髌底内侧端上2寸，当股四头肌内侧头隆起处。简便取穴法：坐位，屈膝呈90°角，医者右手掌心对准患者左侧髌骨中央，手掌伏于髌骨上，拇指与其余四指呈 45° 角，拇指尖端处是穴。本穴具有调和气血、活血化瘀、祛风清热的作用，除预防和治疗卵巢储备功能减退外，还可治疗输卵管阻塞、月经不调、盆腔炎、痛经、闭经、不孕等妇科病，以及阴部瘙痒、荨麻疹、湿疹、丹毒等皮肤病。推拿时用按揉法，每次 5~10 分钟；艾灸时用温和灸，每侧 15 分钟，温针灸时，左右两侧各灸 5 壮；拔罐用闪罐法，留罐 5 分钟，或点刺放血加拔罐，留罐 3 分钟；针刺时直刺 1~1.5 寸，留针 20 分钟。

## 清热止痛——大椎

一名 21 岁男性大学生，脸上长满青春痘（痤疮），脸颊和额头为多，甚是苦恼。患者 19 岁时出现痤疮，开始的时候是在两颧处有几个小疹子，未重视，后来越长越多，可挤出白色或乳白色液体，口服、外用药物均未能痊愈。治疗采用大椎放血，让患者俯卧位，露出项部，在大椎穴点刺出血后拔罐，出血满罐口。每周治疗 2 次。5 周后面部痤疮全部去除，仅留有点状斑底。嘱咐患者用硫磺皂洗脸，减少食用辛辣油炸品，清淡饮食，养成良好的作息习惯。

此病患属于中医“痤疮”范畴。本病常由肺部风热阻于肌肤所致；或因过食肥甘油腻、辛辣食物致湿热内生、熏蒸于面而发病；或因青春年少，阳热上升，失于疏散、郁于头面部肌肤所致。本病主要症状有面部丘疹、脓疱、囊肿、黑白头粉刺，初起为粉刺或黑头丘疹，后期可出现脓疱、硬结、囊肿，可挤出乳白色粉质样物，结痂后可见瘢痕。青春期后往往能减轻或痊愈。治疗上取大椎。第七颈椎为颈部最大椎骨，本穴在此椎骨之下，故名。

大椎，在后正中线上，第七颈椎棘突下凹陷中。本穴具有疏风散寒、清热通阳、镇静安神的作用，治疗痤疮、发热、咽喉肿痛、咳嗽、气喘、落枕、小儿惊风。推拿时用按揉法，每次 3~5 分钟；针刺时向上斜刺 0.5~1 寸，留针 20 分钟；刺血时点刺出血加拔罐，留罐 3~5 分钟。

## 舒缓颈项——肩井

吴老师，50 岁，由于每天伏案工作时间较长，加上前段时间感受风寒，颈项酸楚，左右转动受限，上下俯仰不利，左上肢麻木，已经半个月，自行热敷，不见好转，前来就诊。治疗给以推拿，拿肩井、项部肌肉 5 分钟，顿时酸楚减轻，颈项活动范围增大，上肢麻木减轻。

此病患属于中医“项痹”范畴。本病多因感受外邪或跌仆损伤导致筋脉气血瘀阻，或年高体弱、肝肾不足复加伏案久坐致筋骨失濡而发病。本病主要症状有颈项、肩背、上肢等部位酸楚、疼痛，以及上肢麻木和功能障碍。治疗上取肩井。本穴在肩上凹陷中，故名。

肩井，在大椎与肩峰连线中点，肩部最高处。本穴具有疏风散寒、舒筋活络的作用，治疗颈椎病、落枕、难产和产后胞衣不下。推拿时用拿法、按揉法，每次 3~5 分钟，局部有酸胀感。

## 益肾强腰——腰眼

咸先生，66 岁，形体偏瘦，腰痛半年余，腰痛绵绵，行走乏力，日常弯腰活动次数多则腰痛加重，平素畏寒怕冷，睡眠尚可，小便清长，夜尿 4~5 次，大便略稀薄。此为腰肌劳损，偏于肾阳虚，治疗给以腰眼穴拔罐，闪火法，留罐 5 分钟，起罐后疼痛明显减轻，每 3 天拔罐 1 次。嘱患者握拳，以拳眼叩击腰眼穴，每次 3 分钟，每天 3~5 次。经过 2 周治疗，疼痛未再发作。

此病患属于中医“腰痛”范畴。本病多由感受外邪、劳损过度、房事不节、跌仆损伤引起腰部气血阻滞不通，或精血亏虚，筋肉失于温煦濡养而发病。本病主要症状为腰部疼痛，剧痛（实证，急性扭伤）或绵绵而痛（虚证，劳欲过度），屈伸、转侧活动不便。疼痛在脊柱正中，为督脉证；疼痛在脊柱两侧，为足太阳经证；肾区隐隐作痛，为肾虚腰痛；有受寒史，阴雨天加重，腰部冷痛、拘挛，不可俯仰，为寒湿腰痛；腰部有劳伤或陈伤史，劳

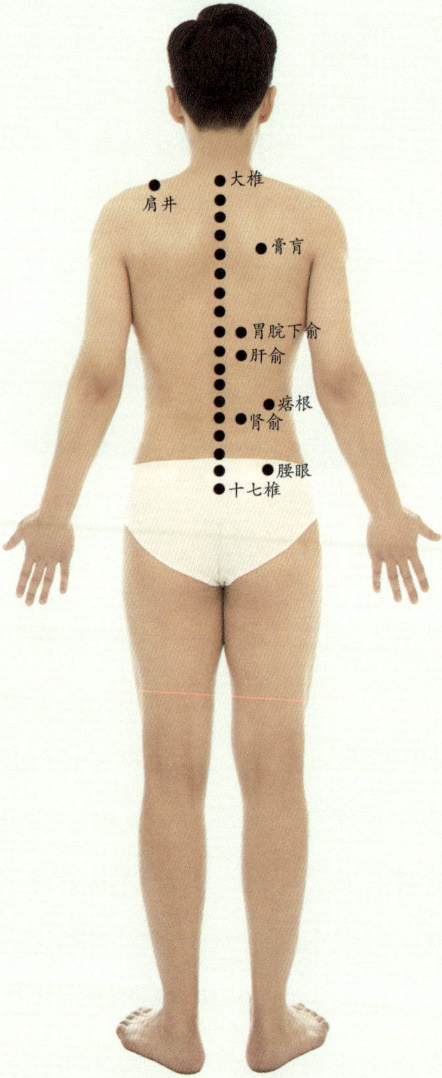


大椎、肩井、腰眼

累、晨起、久坐加重，两侧肌肉僵硬，痛处固定，为瘀血腰痛。治疗上取腰眼。本穴在腰部，左右各一，类似两眼，故名。

腰眼，在腰部，第四腰椎棘突下，旁开 3.5 寸凹陷中。本穴具有益肾壮腰、舒筋止痛的作用，治疗腰肌劳损、急性腰扭伤、月经失调、盆腔炎、阴道炎、前列腺炎、前列腺增生症。针刺时直刺 1~1.5 寸，留针 20 分钟；艾灸时用温和灸，每次 15 分钟；拔罐时用闪火法，留罐 3~5 分钟。

## 宽胸理气——膻中

张某，女，50 岁，近半个月来感觉胸闷，胁肋胀痛，呼吸困难，以为是心脏原因，但心电图显示正常。细问原因，原来是与家人争吵后引起，也就是情志不畅，气机郁滞，阻于胁肋而致。让患者平躺于治疗床上，取膻中穴，轻轻按揉几次，胸闷减轻；然后拔罐，5 分钟后起罐，膻中穴及其周围瘀紫，患者说胸闷、胀痛减轻许多，呼吸也顺畅了。

此病患属于中医“郁证”范畴。本病多由情志郁闷、气机郁滞所致。本病以情绪悲喜不宁、胸部满闷、胁肋胀痛，或纳少、胸闷、心悸、惊恐不安，或易怒易哭，或咽中如有痰核，吐之不出、吞之不下为主要症状。治疗上取膻中。“膻中者，心主之宫城也”，心之外有心包，心包为心之宫城，本穴内应心包，故名。

膻中，位于胸部，前正中线上，平第四肋间隙，两乳头连线的中点。本穴具有宽胸理气、通络止痛、止咳平喘的作用，除治疗郁证外，还可以治疗心绞痛、心悸、咳嗽、肋间神经痛、乳腺炎、少乳、呃逆、呕吐等病症。针刺时从上向下平刺 0.3~0.5 寸，留针 20 分钟；拔罐时用闪罐法，留罐 3~5 分钟；推拿时上下或左右施用来回推法，推 15~30 次，以局部紫褐色为度。

## 消食和胃——中脘

张某，女，42 岁，胃脘部痞塞、胀满不适 2 个月，但不疼痛，按揉、饮红糖水后不适感减轻，纳谷不馨，食欲下降，已经引起烦躁、失眠，影响工作效率，甚是痛苦。治疗时针刺中脘，起针后拔罐，并教会患者按揉中脘，在上腹部以中脘为中心施以摩法。经过 3 周的治疗和调养，患者胃脘部痞满症状消失，精神愉悦，工作精力旺盛。

此病患属于中医“胃痞证”范畴。本病多因先天脾胃虚弱，饮食不规律，喜食生冷、辛辣油腻，或情志不遂，引起气机升降失常、胃失和降、阻滞中焦而发病。本病主要症状为胃脘部痞塞、胀满，喜揉喜按，饮食减少。治疗上取中脘。中，中间；脘，胃脘。本穴在正中线上腹部之中点，又因本穴内应于胃，故名。本穴又名“太仓”，因太仓为纳谷之器，胃有纳谷的功能，故名。

中脘，在前正中线上，脐上 4 寸。简便取穴法：肚脐与胸骨体下缘连线的中点处。本穴具有健脾益气、和胃降逆的作用，可以治疗胃脘疼痛、胃脘胀满、饮食减少、呃逆、恶心、呕吐、吞酸。针刺时直刺 1~1.5 寸，留针 20 分钟；艾灸时用温和灸，每次 10~15 分钟；推拿时用按摩法、按揉法，每次 10~15 分钟。

## 培元固本——神阙

一名患者荨麻疹反复发作 5 年，肚腹、大腿处瘙痒难忍，发作时伴有心慌，服用抗过敏药物或者输液后即消退。经过中西医多次治疗，一直未能痊愈，朋友推荐她尝试针灸治疗。患者未检查出特异的变应原，给以拔罐治疗，让其仰卧位，露出腹部，对准肚脐，也就是神阙穴，先用闪罐法，待局部皮肤潮红之后，再留罐 5 分钟，每周治疗 2 次。同时嘱咐患者在日常生活中注意卫生，积极锻炼身体。经过 2 个月拔罐治疗，患者体力大增，治疗期间荨麻疹发作次数明显减少。半年后遇见，问其病情是否复发，患者反馈说经过治疗，很少发作，半年仅发作 2 次，且症状轻微，未服药。

此病患属于中医“瘾疹”范畴。本病多由禀赋不足、外邪侵袭（风寒、机械刺激、冷热、日光、异物等）、七情过激或食用鱼虾荤腥食物，引起营卫失和、邪郁腠理而致。本病主要症状有皮肤出现瘙痒性风团，发无定处，骤起骤退，消退后不留任何痕迹，通常在2~24小时内消退，四季均可发病，急性者骤发速愈，慢性者可反复发作。治疗上取神阙。本穴在肚脐中，肚脐为胎儿与母体气血相连之处，极为重要；阙为中门，尊贵出入之处，故名。

神阙，在腹中部，脐中央。本穴具有培元固本、回阳救脱、调理肠胃的作用，除治疗荨麻疹外，还可以治疗老年皮肤瘙痒、慢性泄泻、遗精、遗尿、月经不调、痛经、不孕、不育。拔罐时用闪罐法，或者留罐3~5分钟；艾灸时用温和灸，每次15~30分钟，或者隔物灸。本穴禁止针刺。

## 止泻通便——天枢

一名母亲抱着3岁的孩子前来就诊，甚是着急，问其原因，母亲回答："孩子最近两天大便次数增多，而且不成形，吃什么拉什么。"望诊小儿面色略黄，无精神，淡白舌、薄白苔，平素饮食少，吃少许寒凉食物即泄泻。据此推断，其为小儿脾虚型泄泻。治疗给以按揉患儿腹部的天枢穴，每侧3分钟。同时嘱咐家长避免患儿受风寒，禁食寒凉食物。

第二天复诊，患儿精神状态好，食欲增加，泄泻已经止住，仍按揉天枢穴治疗，巩固疗效。嘱咐家长平时也可如法按揉患儿天枢穴，调理肠胃。

此病患属于中医“小儿泄泻”范畴。本病多由感受外邪、饮食失宜（饮食不洁、寒凉、油腻）、脾胃虚弱引起脾虚湿盛、传导失司而致。本病临床表现为大便次数增多，每天3~5次，甚者10次以上；便质呈清水样，或呈淡黄色，夹不消化物，或黄绿稀便，或色褐而臭，夹少量黏液；可伴有发热、口渴、纳少、恶心、呕吐、腹痛。治疗上取天枢。北斗第一星为天枢，主持天际各星之运行。本穴居肚脐旁，位置重要，为水谷运化、运行之枢纽，故名。

天枢，在腹部，肚脐旁开2寸。本穴具有调理肠腑、和中止泻、理气导滞、调经止痛的作用，除治疗泄泻外，还可以治疗便秘、痢疾、胃脘痛、月经不调、痛经。针刺时直刺1~1.5寸，留针20分钟；推拿时用拇指按揉法，操作3~5分钟；艾灸时用温和灸，每次5~10分钟；拔罐时用闪罐法，留罐5分钟。

## 补元固本——关元

王某，32岁，结婚已经3个月，但是婚后夫妻生活不和谐，原因在于他的“难言之隐”。就诊时患者眼神中充满了担忧和沮丧，自述平时身体尚好，到医院检查没有发现器质性问题，晨间勃起尚好。婚后由于精神紧张，夫妻生活不和谐，自此留下心理阴影，精神焦虑紧张。其间服用过中西药物治疗，但是效果均不理想。此为阳痿，与精神紧张有关，针刺关元，针感即能放射到龟头处，留针20分钟。同时辅以心理疏导，并嘱咐其妻子行房事时积极配合。3天后复诊，反馈效果明显。又针刺治疗3次而愈。

此病患属于中医“阳痿”“阴痿”“筋痿”“阴器不用”范畴。本病多因生活、工作、精神压力太大，或情志不遂、惊恐，或饮食肥甘、肝经湿热，或房事不节，引起宗筋瘀阻、宗筋失养或宗筋受灼而弛纵不举。本病常见有阴茎痿软，或举而不坚，伴神疲乏力、头晕耳鸣、腰酸膝软等症状。治疗上取关元。关者，门也，为出入之孔道；元者，本也，原也，即元气也。本穴为元阴元阳出入、闭藏之所，故名。

关元，在前正中线上，脐下 3 寸。本穴具有固本培元、回阳救逆、调和冲任的作用，除治疗阳痿外，还可以治疗慢性泄泻、便秘、遗尿、尿频、尿潴留、遗精、早泄、精子质量低下、精液不液化症、月经不调、痛经、闭经、脏器下垂（胃下垂、肾下垂、子宫下垂、直肠脱垂）等病症。针刺时直刺 0.8~1.2 寸，局部酸胀，可向下传至阴茎部；艾灸时用温和灸，每次 15~20 分钟，使腹部温热感明显，肠鸣增加。

## 暖宫孕子——子宫

传统饮食以烹调为主，但近几十年来，人们的饮食方式发生了改变，如喜欢冷饮、冷食和生菜，随着寒凉食物摄入量增加，女性健康受到了一定程度的影响。由于饮食偏冷、偏凉，年轻女性患痛经、月经不调者有所增加。一名 34 岁的女性，平素喜食冷食、生品，大学时期开始痛经，已经结婚 3 年，最近打算生育孩子，但总是未能成功受孕，到某医院妇科就诊，诊为“不孕”，欲求针灸治疗。嘱其每月阴历初一至初七艾灸子宫穴，每次每侧10分钟，艾灸5分钟后，小腹温热感明显，且肠鸣增加。艾灸后饮蜂蜜水，避风寒。连续治疗4个月，成功受孕，全家喜悦。

此病患属于中医“不孕症”范畴。阳虚型不孕症所占比例较大，女性体质偏寒（脾肾阳虚），久居风寒湿冷环境、喜食寒凉食物损耗阳气，或七情郁结、脾运失健、痰湿内生而阳气失畅，均可导致不孕。本病常见症状有面色苍白，畏寒肢冷，腰骶或小腹冷痛、得温则舒，性欲淡漠，小便清长，夜尿频多，大便稀溏。治疗上取子宫穴。胞宫为奇恒之腑，位于小腹部，膀胱之后，直肠之前，能孕育胎儿。子宫穴在下腹部，且能治疗与子宫相关的疾病如子宫下垂、痛经、月经不调、不孕症，故名。

子宫，在下腹部，当脐中下4寸，前正中线旁开3寸。本穴具有温肾补元、暖宫助孕的作用，治疗月经不调、不孕、子宫脱垂、痛经、崩漏。针刺时直刺0.8~1.2寸，以局部有酸胀感为主；艾灸法多作为保健灸，每月阴历初一至初七施灸，每侧温和灸 10~15 分钟，两侧共计 20~30 分钟，其余时间不做艾灸。

## 利尿固泉——中极

宋先生，72 岁，因前列腺增生前来就诊。诉说自己 3 年来经常感觉腰骶部疼痛，但疼痛不甚，夜间小便 7~8 次，淋沥不尽，尿量不大。近几天出现了尿频、尿急、尿道刺痛的现象，尿常规检查结果显示白细胞计数高，B 超检查结果为前列腺增生。服用多种中西药物治疗，效果均不满意，特来尝试针灸疗法。患者还有其他慢性病如高血压病、冠心病、糖尿病等，由于其家离医院较远，来回不便，故教会患者取准中极穴，并进行按揉、按摩，在家自行治疗。先按揉中极 3~5 分钟，再以中极为圆心按摩 3~5 分钟，按摩范围逐渐增大，每天 1~2 次。治疗 15 天后，患者尿频、尿急、尿痛等症状明显改善，夜间小便次数明显减少。

此病患属于中医“淋浊”“癃闭”范畴。本病

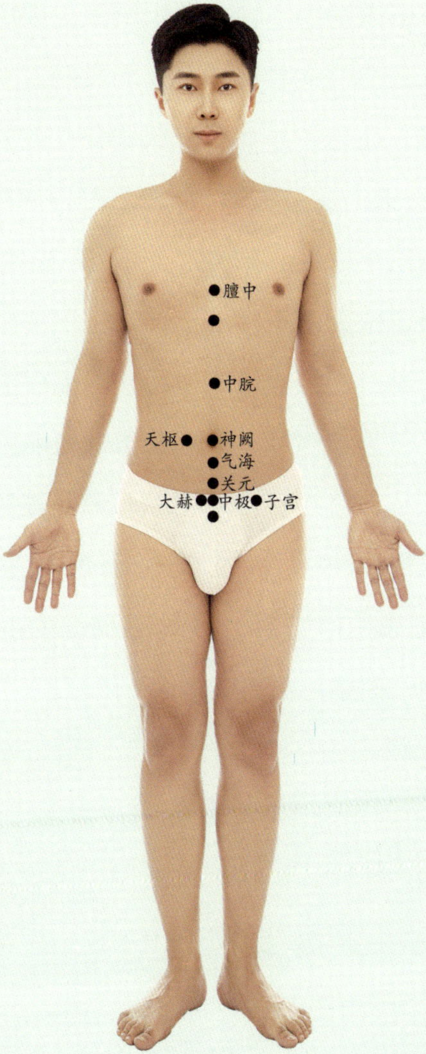


膻中、中脘、神阙、天枢、关元、子宫、中极

多因饮食油腻、肥甘、辛辣致脾虚湿热内蕴，败精壅滞下焦；或房事不洁，邪阻精室，或房事无度，肾阳受损，命门火衰不能蒸化而发病。本病主要症状有尿频、尿急、尿痛、夜尿增多，或尿有余沥，或尿潴留，兼有腰膝酸软、神疲乏力。治疗上取中极。人体自头顶至足底，本穴恰当中点，故名。

中极，位于前正中线上，当脐下 4 寸。本穴具有利尿通淋、通经止带的作用，除治疗前列腺增生外，还可以治疗遗尿、产后及术后尿潴留、阳痿、早泄、遗精、月经不调、痛经、带下等病症。推拿时用按揉或按摩法，每次 3~5 分钟；艾灸时用温和灸，每次 15~30 分钟，以局部潮红为度；针刺时向下斜刺 0.5 寸，疾刺疾出，不留针。

# 后记

POSTSCRIPT

丛书的编撰出版，得到了山东省委宣传部、山东省卫生健康委员会（山东省中医药管理局）的大力支持。省委常委、宣传部部长白玉刚对本书高度重视，提出明确要求。省卫生健康委党组书记、主任，省中医药管理局局长马立新统筹指导本书编写工作。省委宣传部副部长魏长民、张同海，省卫生健康委副主任、省中医药管理局副局长李明具体组织本书编写工作。

丛书的编写团队有张立祥、王振国、宋咏梅、刘更生、王春燕、王加锋、毕鸿雁、张永臣、张蕾、阎兆君、戴霞，编写大纲经专家与编辑反复讨论而成，力求突出中医文化特色、贴近大众、通俗易懂。成书期间，还借鉴吸收了有关部门和专家学者的相关研究成果，王超业、李传播、陈高潮、刘倩等同志做了大量统筹协调工作，在此一并表示感谢。

由于时间仓促、水平有限，如有不足之处，敬请批评指正。

编写组

2024 年 12 月